飞扬的岁月

中国抗癌协会肺癌专业委员会发展历程

中国抗癌协会肺癌专业委员会 主编

清华大学出版社

北京

图书在版编目（CIP）数据

飞扬的岁月：中国抗癌协会肺癌专业委员会发展历程 / 中国抗癌协会肺癌专业
委员会主编 . —北京：清华大学出版社，2020.10
　　ISBN 978-7-302-56571-0

　　Ⅰ.①飞… Ⅱ.①中… Ⅲ.①肺癌—专业技术协会—概况—中国 Ⅳ.① R734.2-262

中国版本图书馆 CIP 数据核字（2020）第 187448 号

责任编辑：孙　宇
封面设计：钟　达
责任校对：刘玉霞
责任印制：沈　露

出版发行：清华大学出版社
　　　　　网　　址：http://www.tup.com.cn，http://www.wqbook.com
　　　　　地　　址：北京清华大学学研大厦 A 座　　邮　　编：100084
　　　　　社总机：010-62770175　　　　　　邮　　购：010-62786544
　　　　　投稿与读者服务：010-62776969，c-service@tup.tsinghua.edu.cn
　　　　　质量反馈：010-62772015，zhiliang@tup.tsinghua.edu.cn
印 装 者：三河市龙大印装有限公司
经　　销：全国新华书店
开　　本：165mm×235mm　　　印　张：13.5　　字　数：204 千字
版　　次：2020 年 11 月第 1 版　　印　次：2020 年 11 月第 1 次印刷
定　　价：78.00 元

产品编号：089102-01

心路医路® 愿天下医生都是幸福的！

"有时是治愈，常常去帮助，总是去安慰。"特鲁多医生的墓志铭如撒拉纳克湖面泛起的涟漪，穿越悠长岁月温柔人心。你以为凭借一己之力，足够消除身体的病痛，你以为拥有一颗真心，足够慰藉破碎的灵魂。亲爱的医生，活在喧嚣的时代，周遭的人心与际遇，不经然间变得有些复杂、叵测，甚至陌生。遥望无涯的学业与职业之路，你进退维谷，但你要相信行医不是为稻粱谋，你的每次付出和努力都被雕刻在生命的丰碑上。时而的抹黑、暴袭，让你倍感无奈，但你依然微笑，走进手术室拿起手术刀，与死神赛跑，抢救生命。公道自在人心，你的崇高精神永远在历史的长河里灿烂夺目。在这个时代，纷繁的信息碎片倏尔过眼，把准方向很难；在这个时代，变迁的价值观裹挟着初心，独善其身不易。作为一个不忘初心的现代人，尤其是救死扶伤的医生，虽寻求泰然自若，却只能拖着千疮百孔的身心小心翼翼地维持着生活的平衡。于是，你发现祛除身体的病痛不是生活的唯一，你开始感到自己的灵魂也需要抚慰。你很累、很累、很累。

亲爱的医生，我们懂你，更是看到了你坚守初心的那份不易。三百六十行，行医不过是其中的一种，然而关乎生死，让这份职业背负太多道德之重，本应安于治病救人的你却被折磨得心力交瘁。说到底，你只是一个肉体凡身，面对被贴上的各种标签，你无力辩驳，但众口铄金，以道德为名的绑架却绑不住你的真心。

你若有幸成为医生，那么，请你牢记救人治病是你的天职，责无旁贷。当医学在生命的命题前显露出渺小，不必引咎于自身，请你珍惜时光，抓住每一次学习和实践的机会，提升医术。请你爱惜自己、热爱生活、陪伴家人，心中若是一片纯然恬淡，任它再多的丑恶尘沙也难以侵蚀。最重要的，请你热爱你的职业。在漫长的医路旅途中，唯有如此才能拥有精神的炽热火把，照亮前行的路途。

医者，请你继续微笑吧！因为你们的善意依然高贵一如湖畔边的铭言，它最终必将冲破岁月的阻隔给世人最深刻的理解。

THE FOUNDER

心路医路 ® 品牌创始人 郭晓彬

序

陆舜教授邀我作序，我十分乐意。我是现任中国抗癌协会理事长，感慨和感动于他担任肺癌专业委员会主任委员后在任期内开展的这项看似"可有可无""费力不讨好"，实则了不起的工作。我们都感受到了他的情怀、责任和担当。

医学历史作为医学人文的表现形式和表达方式之一，长期以来都被忽视，这种忽视及其产生的不良后果，长期出现在中国医学界，同时也深刻影响着中国医学未来的发展。现今中国医学界已出现了很多问题，林林总总，不一而足。当然，不能简单地将这些问题都归为因医学历史教育的缺失所致，但通过不断强化医学历史教育的重要性并推动医学历史教育工作，肯定可以在一定程度上解决很多难题，这也正是医学人文学在医疗体系中的作用。没有人文的医学犹如一潭死水，没有医学的人文好比纸上谈兵。

希望这本书能成为温暖人心和催人奋进的精神食粮，激励更多医务工作者热爱和珍惜这片沃土，在历史中找到矢志不渝、奋斗终生的方向。

中国工程院院士
中国抗癌协会理事长
2020 年 1 月 1 日

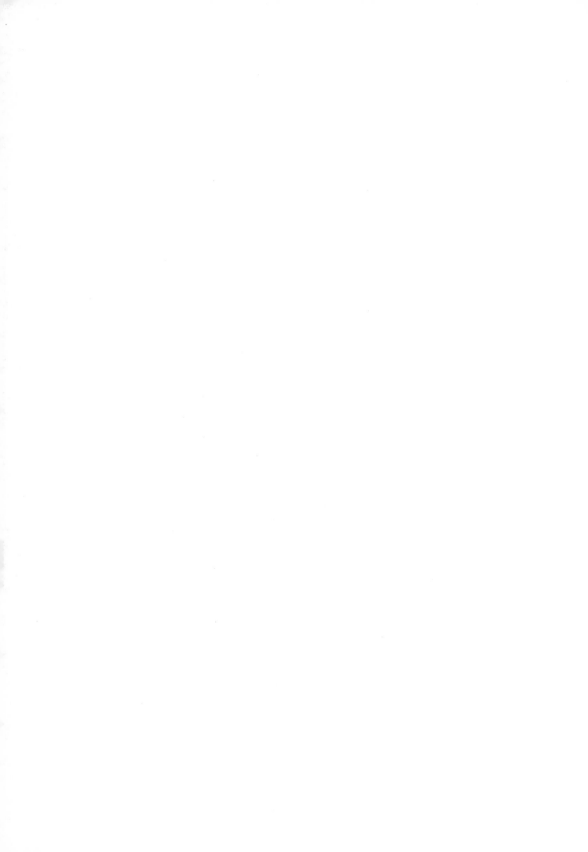

前　言

　　从中国抗癌协会肺癌专业委员会 1986 年成立以来，我都没有见过首任主任委员张明和教授，很多中青年医生也不了解这个协会的由来。从我担任中国抗癌协会肺癌专业委员会主任委员之日起，我就有个心愿，希望在我的任期里，能够出版一本记录专委会发展历程的图书。今年恰逢由钟南山院士担任总主编的"心路医路"医学人文公益出版团队找到了我，我的这个愿望终得以实现。

　　本书由十几位历任肺癌专业委员会主任委员和前辈学者共同完成编写，主要是通过"口述历史和史料收集"的形式进行创作。在创作之初，我就一直在思考，是否遍发"英雄帖"，让更多的中国著名肺癌学者参与其中，后来我打消了这个念头。采用更多的方式是，在会议上或工作中碰到某位专家，恰巧聊到这个事情，就顺便发出邀请。我深知，如果变成某种任务，第一可能背离了专委会的工作职责和创作本书的初衷；第二，本书更多的是通过专家的"口述历史"，将头脑里的文字转化为记忆，而非"严肃"的历史，而且这样的工作是要一直做下去的，现在开展的工作只是一个开端，我深信有更多的精彩口述历史故事等着去采撷，所以也就无所谓某种"形式主义"了。

　　无论从中国肺癌学科发展还是整个医学发展历程来看，作为中国人民的一分子，中国的医者创造了无比辉煌的历史。这些历史，无论是通过何种形式记录下来，无论通过何种形式进行宣传教育，都很有必要。我不是历史专业出身，但我有比较简单和朴素的认知：要尊敬自己的老师；要通过历史了解学科发展的脉络，要知其然更要知其所以然；要对学科发展和前辈的精神怀有敬畏之心；要尊重科学的发展规律。

　　任何行业的灯塔，都是很多先驱和前辈经过无数的磨难和努力换回的成果，从历史中寻找灯塔，是科学和理性的选择，希望这本书能够给青年人以指引。

　　"世上本没有路，走的人多了，也就成了路。"这条路，是中国肺癌防治工作者的科学探索之路，是通往中国肺癌防治未来的路，更是为人类谋福祉的健康之路。

　　本书在创作和出版过程中得到了"心路医路"团队和清华大学出版社的大力支持。"心路医路"团队郭辉策先生和刘薇博士的严谨工作态度和人文情怀让我印象深刻，清华大学出版社为本书提供了一流的出版平台，在此一并感谢。

　　最后以此书缅怀张明和教授，感谢他牵头创立的这个专业委员会。

中国抗癌协会肺癌专业委员会主任委员

目 录

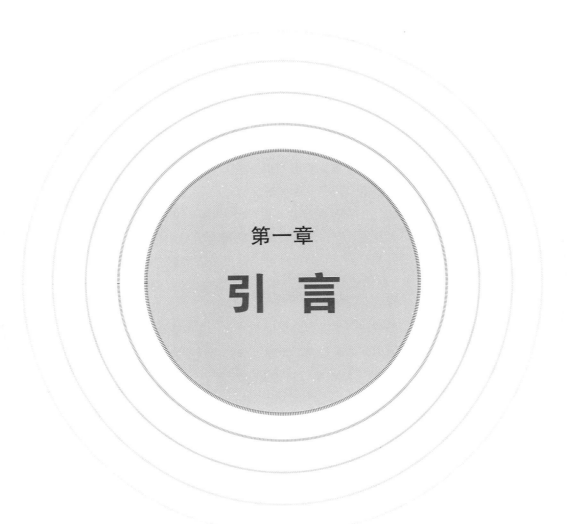

第一章

引　言

第一节　从黑暗到曙光

> 最有名气的医生被立即请来；他们来了，收了费用，
> 却回答说："这种病无药可救。"
>
> ——希莱尔·贝洛克

这是一间宽敞的办公室，阳光透过百叶窗洒了进来。刚刚午休过后的廖美琳教授慢慢穿上白大褂，坐到办公桌前，戴上了她的金丝边眼镜。手边的桌面和身后的书架上堆满了她的专业书籍。

80多岁的廖教授，一头短发尽管花白，但带着小卷儿，打理得很精神，尽显优雅。她的目光看向远方，开始回想起50余年前她年轻的时候。

"对于我来说，那已经是很早的时候了，很多事情都记得不是那么清晰了。"她说，"那个时候我还很年轻，30多岁，很爱漂亮。我没有什么本事，不过重担就落在了我肩上。"

廖教授是中国肺癌研究终身成就奖的获得者，是中国抗癌协会肺癌专业委员会的泰斗，在国内外享有盛名。她对世界肺癌治疗的发展做出了不可磨灭的贡献，获得的奖项不胜枚举，当她回忆起自己年轻的时候，依旧十分感慨。

廖教授口中的重担，说的就是当年她率先在上海开展建立国内第一个肺癌化疗病房的事情。这间病房有22张床位，只有廖教授带着一位主治医生来负责。

20世纪70年代，我国肺结核发病率降低，随之而至的是肺癌的发病率悄然升高。早在20世纪50年代，黄家驷院士就发表论文《为肺癌的早期诊断而呼吁》，前瞻性地提出要重视肺癌的前期诊断。但当时就连廖教授自己对肺癌都一无所知。她接手病房之前，是治疗呼吸衰竭以及慢性阻塞性肺病（chronic obstructive pulmonary disease，COPD）等呼吸科的医生，化疗这个概念更是个新鲜的事物。如果医生都不懂肺癌，患者怎么会懂呢？"当时的老百姓知识水平很低，不知道自己得了什么病，只有难受得不行才去医院看病，而且只能在当地看。"当时中国国内的医疗条件和人民生活水平根

本不允许很多人及早来看病，更是没有条件到上海这样的大城市看病。

那时可以说是肺癌诊疗最黑暗的时期。廖教授所在的上海市胸科医院刚刚关闭了结核病房，开设了肺癌病房。时常可以听到这间病房里传出的哭声。廖教授说，患者都可怜极了。她的患者在走廊中行走，远处的医生和护士说一看这就是廖教授病房的。为什么？因为她的患者都有一个特点：没有头发。

刚刚大病出院的廖教授，顶着极大的心理压力接管了这个病房。每天面对同事的窃窃私语，看着她的患者只能在医院里"等死"，她难过极了。那是某一个周日，廖教授发起了高烧。病房里患者着急找她，当她和同事赶到的时候，患者已经离世了。

她当时最常说的一句话就是"我没有本事。"

住在这间病房的患者，大多都已经到了癌症晚期。那时候提起晚期，就意味着还有 3 ~ 6 个月患者就即将离开人世。从患者肺里拿掉的，经常是鸡蛋般大小的肿瘤，乒乓球般大小的肿瘤算是小的，有些患者还有比小皮球还大的肿瘤长在肺里。尽管病房里的患者被化疗药物折磨得痛苦不堪，但他们都很信任这位年轻美丽的女医生，并把她当成自己的亲人。有些患者因病去世了，但是他们却与廖教授结下了深厚的情谊。

廖教授真的很想为这间病房的患者再多做些什么，但因为没有药物也没有好的治疗方法，她也是束手无策，只能给患者多做些思想工作。患者对她说："廖教授您说什么我都信，我听您的！"

廖教授推了推眼镜，慢慢地说："我并没有大家说得那么伟大，只是想再为大家做点什么；看到患者那么痛苦，我真的很难过。没有有效药，没有好的治疗方法，我真的没本事。"她顿了顿，眼眶红了。或许是想起了病房里早在 50 年前就已经不在了的某个老朋友，又或是想起了当年为了多找些办法，挑灯夜读，学习那些外文资料的场景。

不知道现在的医生还有多少人知道当年的肺癌是如何医治的。除了那几种化疗药物外，廖教授的病房里最常出现的是鹅血。没错，就是在菜市场杀鹅排队弄到的新鲜的鹅血。这是当时在上海流行的方法，据说经过 20 多家医院临床验证过：5% 左右的患者服用后肿瘤可以缩小，甚至消失。鹅血可以缓解症状，让患者的精神好一些，胃口好一些。大家理解的鹅血抗癌的原因是鹅血中含有较高的免疫球蛋白，能增强机体的免疫功能，让人产生抗体。

廖教授当年亲自指导过患者服用鹅血。方法就是100毫升鹅血配上100毫升韭菜汁，一边搅拌一边喝。"我看着患者喝的时候，自己都感觉十分恶心。"廖教授回忆道。当年她就跟杀鹅的人家打好招呼，让他们每天一早把新鲜的鹅血送到病房。化疗过后的患者血液中白细胞含量都很低，鹅血可以帮助他们增加白细胞含量。

当年这位青年女医生还曾经寻找过很多方法，帮助她的患者。

当年经历过化疗的患者，发生溃烂是常有的事，这类患者感染致死的概率非常高。廖教授查阅了很多书籍，发现中药车前草有很好的抗菌作用。她就叫护士准备了很多，敷在患者身上。

给患者止痛也没什么好方法。这位年轻爱漂亮的女医生，无奈下"豪放"了一把，生扒癞蛤蟆的皮，用癞蛤蟆皮给患者止痛：因为蟾酥，就是蟾蜍耳后腺和皮肤腺分泌的白色浆液，有很好的局部麻醉作用……

中国近现代肺癌诊疗的发展样貌大致是这样的：近现代肺癌治疗起源于外科手术。胸外科可以说是肺癌手术的基础，以黄家驷院士、顾恺时院长为首的专家创立了我国的胸外科学。肺癌外科伴随着胸外科的发展而诞生，1941年张纪正教授施行了全肺切除治疗肺癌的手术，这是我国首例肺癌外科手术。1946年，人们发现氮芥具备抗肿瘤作用，自此成为肿瘤化疗的开端。此后的几十年间，肺癌外科手术逐步发展；基础研究领域逐渐有了起色，国内陆续建立了人肺主要组织类型的癌细胞系，为肺癌的研究打下了一定基础。这应是国内肺癌研究早期开创和摸索阶段，内科除了将化疗作为辅助治疗外仍然没有很好的治疗手段。肺癌的治疗，外科手术一直占主导地位。从最早的全肺切除到肺叶切除；从电视胸腔镜引领的微创手术再到今天的达芬奇机器人。外科手术发展的理念一直聚焦于如何更大限度地保留健康组织，并且极大限度地切除病变组织，同时尽可能减小患者的创口。内科真正的蓬勃发展要从2000年之后开始说起。现在临床与基础并重、多学科人聚在一起对单一患者进行综合治疗。内科的蓬勃发展，多中心的临床试验创造了肺癌药物的奇迹。中国肺癌学界的发展，在世界上都可称得上是奇迹。在这个领域里，志同道合的一群医生，共同成立了中国抗癌协会肺癌专业委员会。在一代一代的传承中，他们让肺癌不再可怕。所以在很多百姓的眼里，肺癌是慢性病了。

"一晃五六十年都过去了。当年哪里会想到有这么一天，某些癌症成为慢性病呢？我自己的学生都已经是专委会的主任委员了，他都已经牵头做了好几个药物的临床研究了。"廖美琳教授骄傲地说。

生活不是局限于人类追求自己的实际目标所进行的日常行动，

而是显示了人类参加到一种宇宙韵律中来，

这种韵律以形形色色的方式证明其自身的存在。

———— 泰戈尔

第二节 世界肺癌研究大事件

1933 年 ● 美国华盛顿大学医学院的 Graham（格雷厄姆）医生为一例中央型肺癌患者成功实施了左全肺切除手术，标志着肺癌外科治疗方法就此登上历史舞台。

20 世纪 50 年代 ● 研究显示吸烟是肺癌的主要诱因之一，从而引起了人类对于吸烟的警觉。

20 世纪 60 年代初 ● 美国开始在出售的香烟烟盒上印制警告标志：吸烟与癌症及其他健康风险相关。

1962 年 ● 英国皇家医师协会发布报告，阐明吸烟不但会导致癌症，同时还会带来其他健康问题。其后的研究证实吸烟也是胰腺癌的主要病因，而二手烟对于非吸烟者的健康同样存在危险，戒烟遂成为降低肺癌发病率及其损失的重要手段。

1966 年 ● 美国政府规定香烟盒上必须印有如下内容："警告，吸烟对健康有害。"

1972 年 ● 人类首次描述了肺癌淋巴结分布图，并将放疗引入小细胞肺癌（small cell lung cancer, SCLC）和非小细胞肺癌（non-small cell lung cancer, NSCLC）综合治疗试验中。

1974 年 ● 美国的罗莎琳 · 雅洛（Rosalyn S.Yalow）首先发现小细胞肺癌是一种分泌异位激素的肿瘤。

20 世纪 70 年代中期 ● 首次出现联合化疗医治小细胞肺癌方式。研究显示联合化疗（阿霉素、环磷酰胺、长春新碱）和放疗可使某些早期小细胞肺癌病灶明显缩小，这些结果进一步促进了研究、检测各种联合化疗方案对小细胞肺癌的治疗作用。

1975 年 ● 首次发现小细胞肺癌和非小细胞肺癌对化疗药物的反应不同，后者反应较差，前者反应稍好。

1976 年 ● 通过细胞学明确了肺癌的组织学类型，确定了吸烟剂量、烟龄与肺癌死亡的关系。石棉与肺癌发生的相关性也被揭示，并首次报道采用卡介苗对早期肺癌进行免疫治疗。

1978 年 ● 纵隔镜首次被用于手术术式的选择，胸部 CT（计算机横断体层摄影）首次被用来进行肺癌分期和制定放疗计划。

1979 年 ● 顺铂获得美国食品与药品管理局（FDA）批准，该药联合依托泊苷，在小细胞肺癌治疗中显示出高活性。

1980 年 ● 60 戈瑞（Gy，放射剂量单位）被认为是放射治疗非小细胞肺癌的最有效剂量。

1983 年 ● 首次采用创伤性较小的"支气管针吸活检术"进行纵隔淋巴结的分期。

1985 年 ● 人类建立起了 100 余种小细胞肺癌细胞系。

1986 年 ● 提出了新的肺癌分期系统，首次报告术后辅助化疗可改善非小细胞肺癌患者的生存状况。

1987 年 ● 发现肺癌关键性的遗传易感性基因——EGFR 突变。研究者发现，癌细胞表面一种被称作表皮生长因子受体（epidermal growth factor receptor，EGFR）的蛋白，在非小细胞肺癌的生长和播散中发挥重要作用。这一研究结果提示该受体可以作为治疗非小细胞肺癌的靶点，据此发展了靶向药物，如吉非替尼和厄洛替尼。

● 首次报告化疗联合胸部放疗有助于改善小细胞肺癌的局部控制，明确了化疗可作为体能状态评分较好的小细胞肺癌患者的标准治疗。

1989 年 • 生活质量评估工具首获确认，不推荐胸部 X 线和痰液检查用于肺癌筛查，FDA 批准卡铂可用于治疗非小细胞肺癌。

1990—1992 年 • 研究发现联合化疗与放疗延长了非小细胞肺癌患者的生命。研究显示，联合放疗与化疗较单一的任何治疗都能更有效地治疗 Ⅲ 期非小细胞肺癌，因此两种不同的治疗方法很快便成为非小细胞肺癌的标准治疗方法。

1992 年 • 首次提出非小细胞肺癌的新亚型：基底细胞癌（EGFR），并被确认是肺癌防治的靶点；证实了放疗联合化疗较单纯的放疗更有利于改善非小细胞肺癌患者的生存状况；在小细胞肺癌的治疗中，三药联合被证实并不优于两药联合；紫杉醇获得 FDA 批准。

• 同步放化疗提高了小细胞肺癌的生存率。研究证实化疗与放疗同步采用能大大改善早期小细胞肺癌治疗的有效性，该治疗方法明显延长了癌症的进展时间，并改善了患者的生存状况。

1993 年 • 首度证实肺癌和心肺疾病与空气污染密切相关。

1994 年 • 长春瑞滨获得 FDA 批准。

20 世纪 90 年代中期 • 针对非小细胞肺癌的新一代化疗药物诞生。在几年时间里，明确了几种新的对非小细胞肺癌治疗有效的药物，特别是这些药物在与顺铂联合使用时，效果更加显著。这些新药包括紫杉醇、多西他赛、长春瑞滨和吉西他滨。

1995 年 • 证实了进展期非小细胞肺癌化疗获益。一个纳入了 50 余项临床研究的分析显示，进展期非小细胞肺癌实行化疗将会获益。该分析的最后结论是除了手术、放疗和支持治疗外，含有顺铂的联合化疗能明显延长非小细胞肺癌患者的生存时间。在这项分析之前学界普遍认为，化疗的不良反应和风险远胜于有限的治疗获益。该项分析的研究者同时建议手术切除肺癌后还应进行化疗，也就是辅助化疗。这一结果促进了另外几项大型临床试验的开展，用以检测化疗是否真的获益，结果发现化疗的确可以使非小细胞肺癌患者获益。

拓普替康获批用于小细胞肺癌二线治疗。研究显示拓普替康二线治疗小细胞肺癌的有效性与环磷酰胺＋阿霉素＋长春新碱联合治疗的有效性一致，很快该药成为新的标准治疗药物。该药的口服剂型于 2007 年获得 FDA 批准。

明确了正电子发射断层扫描（PET–CT）可作为胸部手术前分期的组成部分。

1996 年　吉西他滨被 FDA 批准可与顺铂联合用于非小细胞肺癌的治疗。

1997 年　修订了肺癌的 TNM（肿瘤分期系统）分期，包括将Ⅰ期和Ⅱ期细化为ⅠA、ⅠB 和ⅡA、ⅡB 期；格伦沃尔德术式被明确用于难治性肺尖部癌的外科治疗。

1998 年　卟吩姆钠被 FDA 批准用于早期非小细胞肺癌的治疗。

1999 年　证实颅脑放疗可降低小细胞肺癌脑转移的风险。这一结果最初在早期小细胞肺癌患者身上得到验证，其后，对于进展期患者也被证实同样有效，而进展期患者出现脑转移的风险更高。

证实每日两次放疗可增加小细胞肺癌患者的生存率。研究发现与一日一次放疗联合化疗相比，每日两次放疗联合化疗能延长未发生播散的小细胞肺癌的生存率。研究还发现，在每日两次的放疗组中有 26% 的患者至少生存了 5 年，而在一日一次的放疗组中，只有 16% 的患者生存了 5 年以上。

9

2000 年　首度发现家庭内氡暴露与肺癌有关。氡是一种自然发生的放射性气体，研究显示，持续的氡暴露可增加肺癌的患病风险。美国环境保护委员会估计美国有超过 20000 例肺癌与家庭内长期氡暴露有关。自此，家庭氡气检测成为常规。

首度证实二线化疗可延长进展期非小细胞肺癌的生存期。研究发现，进展期非小细胞肺癌一线含铂治疗后病情加重，患者如果能接受多西他赛治疗，与仅接受支持治疗的患者相比，其生存时间更长。这是首次证实非小细胞肺癌进展期二线化疗可使患者获益。

报告显示，吸烟导致女性肺癌患者死亡率增加，新辅助治疗显示出有利结果。

2002 年　唑来膦酸被 FDA 批准用于肺癌治疗。

2003 年　FDA 批准了首个非小细胞肺癌靶向药物——吉非替尼进入市场。因为有研究显示吉非替尼靶向驱动肺癌生长和播散的 EGFR，能明显缩小某些其他治疗无效的进展期肺癌。

2004 年　发现特异性 EGFR 突变与吉非替尼治疗反应相关。EGFR 是刺激癌症细胞分裂的重要信号途径，一系列研究证实，具有特异性 EGFR 突变的肺癌对 EGFR 靶向药物具有治疗高反应性，这为鉴定可能对吉非替尼和厄洛替尼有治疗反应的肺癌亚型提供了重要信息。EGFR 特异性突变主要发生于无明显吸烟史的肺癌患者。

证实 PET-CT 可改善非小细胞肺癌放疗计划中的靶区定义；发现某些 EGFR 突变与 EGFR- 酪氨酸激酶抑制剂（EGFR-TKI）的疗效相关；培美曲塞联合顺铂被 FDA 批准用于恶性胸膜间皮瘤的治疗。

厄洛替尼成为第二个获 FDA 批准治疗非小细胞肺癌的靶向药物。厄洛替尼获批用于治疗至少一种化疗方案无效的进展期非小细胞肺癌，因为有研究显示，与安慰剂相比，厄洛替尼能增加患者两个月生存时间。随后的分析研究显示，厄洛替尼还能改善非小细胞肺癌患者的生活质量，减少疼痛，更好地保留身体功能，而且口服厄洛替尼比传统化疗更方便。

2005 年　FDA 规定吉非替尼只能用于已从该药获益的患者或是正在参加临床试验的患者；这是因为当时一项大型研究结果显示，吉非替尼不能延长患者的生存期。然而后来的研究表明，对于携带 EGFR 基因突变的病例，吉非替尼的疗效优于化疗。

首度提出在化疗和靶向治疗前须明确组织学类型的治疗流程。

发现抗血管生存药贝伐单抗可延长进展期肺癌患者的生存时间。一项研究显示，与单纯化疗相比，标准化疗联合贝伐单抗能延长某些进展期肺癌患者的生存期。

肺癌基因组计划启动。美国国家癌症研究所将为三种最常见的癌症绘制癌症基因组图谱，肺癌为其中之一。采用现代基因定位技术，绘制肺癌复杂的遗传学异常图谱，能够加深对肺癌发生发展相关的遗传学途径的理解。研究者希望这些信息有助于鉴别新的治疗靶点，并据此发展新的治疗药物。

2006 年　FDA 批准贝伐单抗与标准化疗联合作为不能耐受手术、已发生肺内和全身播散的，或是复发的非鳞癌的非小细胞肺癌的一线治疗。贝伐单抗是新一代靶向药物，具有抗血管生成作用，可通过阻滞肿瘤血管的生成抑制肿瘤生长。

2007 年　在非小细胞肺癌中，发现了 EML4-ALK 融合基因；拓扑替康口服剂被 FDA 批准用于小细胞肺癌的治疗。

2008 年　发现血循环中的肿瘤细胞，有助于追踪治疗反应。实验技术的进步使得检测血循环中的癌症细胞成为可能。研究显

示，追踪血循环中肿瘤细胞数目对评估非小细胞肺癌的治
疗反应程度有帮助。

2008—2009 年 培美曲塞被批准用于局部进展或转移性非小细胞肺癌的联
合治疗和维持治疗。

2009 年 维持治疗改善了进展期非小细胞肺癌患者的生存状况。一
项大型临床研究显示，进展期非小细胞肺癌患者在完成一
线治疗后继续接受药物治疗能延长其生存期。在研究中用
作维持治疗的药物有化疗药培美曲塞和靶向药厄洛替尼。
据此，FDA 批准该两种药物可用于维持治疗。

2010 年 研究显示，老年患者应考虑接受与年轻患者同等的侵袭性
化疗。传统观点认为，老年患者应接受较小的侵袭性治疗，
因为考虑老年患者可能无法耐受治疗的不良反应。但一项
大型研究结果显示，与标准单药治疗相比，紫杉醇与卡铂
的联合治疗能明显延长 70 岁以上进展期非小细胞肺癌老年
患者的生存期。这些结果说明老年患者应当考虑接受与年
轻患者相一致的侵袭性联合治疗。

发现标准化疗联合姑息治疗可改善进展期肺癌患者的生存
状况。一项点对点研究显示，进展期肺癌诊断后立即接受
标准化疗和姑息治疗（只处理癌症症状，不处理疾病本身）
比单纯接受化疗的患者可延长生存期 3 个月，并且生活质
量更佳；同时接受联合治疗的患者在其生命终末期，可以
较少经历如复苏等侵袭性治疗。

肺癌被重新分期。美国癌症联合会（AJCC）和国际抗癌联
盟（UICC）公布了新的肺癌分期系统，以帮助医师对肺癌
进行分期。该分期系统还纳入了来自临床试验的一些新信
息，以方便医师更好地明确小细胞肺癌和非小细胞肺癌的
疾病程度，更精确地评估预后，从而为每个患者选择最佳
的治疗组合。

发现新的靶向药物可使肿瘤大大缩小。克唑替尼是靶向间变性淋巴瘤激酶（ALK）途径的一种新型靶向药物，研究显示当肿瘤具有 ALK 基因异常时，该药能使大部分肿瘤缩小。ALK 基因突变只存在于大约 4% 的肺癌患者中，更常见于不吸烟患者。克唑替尼的发现是未来肺癌治疗的最佳范例，即通过分析肺癌分子改变选择治疗。

在约 60% 的肺腺癌患者中，明确了可作为靶标的遗传学异常；揭示了支持和姑息治疗对患者生存和治疗依从性的影响；通过确定生物标志物来明确最佳治疗方案，迎来了个体化医学时代；FDA 批准地诺单抗用于骨转移的治疗。

CT 检查降低了重度吸烟者的肺癌死亡率。由美国国家癌症研究所资助，在肺癌高危人群中比较低剂量螺旋 CT（LDCT）与标准 X 线的筛查作用，结果显示，与 X 线检查相比，每年进行螺旋 CT 筛查能降低重度吸烟者 20% 的肺癌死亡风险。该项研究首次表明螺旋 CT 筛查能降低肺癌死亡率，但目前仍存在争议：在普通人群中是否也应该使用螺旋 CT 作为筛查方法。

2011 年 克唑替尼被 FDA 批准用于 ALK 为阳性的非小细胞肺癌患者的治疗。

2012 年 明确了靶向 PD-1 / PD-L1 通路在肺癌中的临床活性；紫杉醇联合卡铂被 FDA 批准用于非小细胞肺癌的治疗。

2013 年 FDA 批准阿法替尼用于治疗 EGFR 突变型非小细胞肺癌。诚然，在这 80 余年中，人们对于肺癌的认知有了长足进步，诊疗措施不断优化，然而面对肺癌这样一种异质性较强的肿瘤，仍可谓任重道远，有太多困惑等待解答。我们相信，已步入"不惑之年"的国际肺癌研究协会依旧会奔走在抗击肺癌的第一线，为解惑肺癌而求索不止。

第三节　国内肺癌研究大事件

1940 年　谢志光等首次报道了我国肺癌的发病情况，并指出肺癌在我国已不罕见。这是我国现代医学第一次对肺癌进行描述。

1941 年　北京协和医院的张纪正首次成功地对肺癌患者进行了"左全肺切除术"，只比世界上第一例肺癌全肺切除手术晚了8 年。

1948 年　吴英恺在《中华医学杂志》（英文版）上首次报道了我国的肺癌切除术。

1950 年　黄家驷对自己已完成的 50 余例肺切除术进行了经验总结。

20 世纪 50 年代初　我国先后在主要城市和大学的附属医院建立起了胸外科，并逐步开展"肺癌解剖肺叶切除术"。

1953 年　黄家驷发表《为肺癌的早期诊断而呼吁》，引起了广泛反响。

1962 年　徐昌文、吴善芳等主编的我国第一本关于肺癌的专著《肺癌》正式出版。

何申等成功建立了几种肺癌细胞系。

上海市胸科医院的黄偶麟在我国率先开展了气管上段和喉切除造口术，填补了我国气管外科的空白。

从这一年起，国内陆续建成了人肺主要组织类型的癌系，为肺癌的基础研究提供了条件。

1963 年　顾恺时撰文比较肺叶切除和全肺切除在肺癌治疗中的作用，并在国内首次倡导采用"计划性肺叶切除"方法治疗肺癌。

1964 年 ● 黄国俊等人在试验研究的基础上，在国内率先报告"肺叶 + 支气管袖状切除术"方法治疗肺癌。

1965 年 ● 顾恺时、吴善芳提出了"扩大性肺叶切除"的概念，比日本、欧美学者提出的"纵隔淋巴结清扫"早数年时间。

● 吴善芳等对高龄肺癌的外科治疗进行深入探讨，指出肺癌的治疗应该采用以外科为主，多种方法参与的综合治疗方法。

● 李厚文等对肺癌的放射疗法和手术疗法进行了疗效观察，并提出针对部分晚期患者，术前放疗可降低手术探查率。

1969 年 ● 原国家卫生部宣布成立"全国肿瘤防治研究办公室"。办公室设在中国医学科学院日坛医院，李冰任主任。全国肿瘤防治研究办公室于 1978 年更名为"卫生部肿瘤防治研究办公室"。

1970 年 ● 在周恩来总理亲自关怀下，全国肿瘤防治研究办公室正式挂牌，并先后成立了 13 个协作组，肺癌协作组正式成立。1977 年，在北京召开了全国肿瘤防治工作会议，"全国防办"主任李冰同志指定由张明和任肺癌协作组组长。

20 世纪 70 年代初 ● 在纤维支气管镜引入我国后，何尧箕等率先对纵隔镜和纤支镜在肺癌诊断中的作用进行了探讨。

20 世纪 70 年代中期 ● 吴善芳与上海细胞生物研究所协作，分别建立了中国第一株肺腺癌细胞株和恶性胸膜间皮瘤细胞株，对肺癌的早期诊断、药物筛选及免疫试验具有重大意义。

20 世纪 70 年代后期 ● 黄偶麟领导的团队先后创造了"气管隆嵴切除重建术""右主支气管倒置缝接代气管术"等十余种高难度气管外科手术术式，为我国气管外科的发展做出了重大贡献。

15

1976 年 · 上海市胸科医院报告"气管隆嵴切除"成功,我国的肺癌研究又逐渐走上了"百花齐放、百家争鸣"的道路。

1978 年 · 在云南省委的大力支持下,在卫生部、冶金部、全国肿瘤防治研究办公室、中国医学科学院的直接领导下,多部门联合组织召开了"云锡矿工肺癌防治工作会议"(因云南锡矿矿工肺癌高发)。遵照原卫生部钱信忠部长的指示,会议制定了 1978—1985 年全国肺癌防治协作规划。

· 赵志文等在国内开展了"肺动脉成形及支气管肺动脉联合成形术"治疗肺癌,随后马富锦等对"肺癌侵犯血管"的外科术式进行了探讨。

· 辛定一等开展了"肺癌侵犯胸壁"的手术治疗。

1979 年 · 我国首次尝试用血清学的方法对肺癌进行早期诊断研究。

· 吴善芳等人对 17 例晚期肺癌患者进行了"免疫核糖核酸治疗"。

· 我国成功建立了肺癌动物模型。

1980 年 · 在黄偶麟的配合下,吴善芳首次在国内开展了"右径全隆凸切除重建术"治疗肺癌,获得成功。

20 世纪 70 年代末到 80 年代初 ◦ 汪惠与赖百塘合作共同进行了"人肺癌细胞株建系"工作,克服了技术和设备困难,在我国首次建立了"人肺鳞癌细胞系",进而又相继建立了腺癌、小细胞肺癌等五个不同组织类型的细胞系,为开展肺癌细胞分子生物学研究提供了体外模型和技术。

20 世纪 80 年代初 ◦ 随着我国一些大医院相继引进 CT,苏学曾等首先对 CT 诊断肺癌的作用进行了介绍。

1982 年 ● 原国家卫生部决定取消肿瘤防治研究办公室，由中国医学科学院肿瘤研究所负责全国的肿瘤防治研究组织协调工作。

1984 年 ● 吴善芳在上海建立了中国第一个肺癌研究中心，并再次撰文呼吁重视肺癌早期诊断问题。

● 在麻醉科配合下，吴善芳采用高频射流通气麻醉，在国内首次开展了"左径全肺全隆凸切除术"，获得成功。当时，这项技术在国际上仅有少数几个国家取得过成功。

1986 年 9 月 ● "中国抗癌协会肺癌专业委员会"在上海成立，并随即召开了第三届全国肺癌学术会议，这也是肺癌专业委员会成立后第一次举办全国性的肺癌学术交流会。第一届肺癌专业委员会由张明和任主任委员，李拯民、丁力、廖美琳任副主任委员，其前身为原卫生部肿瘤防治研究办公室肺癌协作组。

● "支气管动脉化疗"等介入手段逐渐开展，进一步提高了对肺癌的治疗效果。

● 华西医科大学附属第一医院开始对 N2 期肺癌施行"肺切除和系统性淋巴结清扫术"，突破了国际上 N2 期肺癌不能手术治疗的传统观念，改变了国际上 N2 期肺癌的治疗模式和治疗指南。

1986—1989 年 ● 肺癌专业委员会编写出版了《中国常见恶性肿瘤诊治规范肺癌分册》一书，并录制了肺癌诊疗录像带；1998 年又参编了《肿瘤学》一书中的"肺癌"一章。

1989 年 ● 华西医科大学附属第一医院开展了局部晚期非小细胞肺癌的"术前新辅助化疗 + 外科手术治疗"的随机临床试验，使其 5 年生存率提高了 9%，10 年生存率提高了 7%。

20 世纪 80 年代后期 ● 我国学者从吸烟、污染、营养、遗传和免疫等多方面对肺癌的病因和流行病学进行了较为广泛的探讨，为我国肺癌的一级预防提供了线索。

随着分子生物学的发展和分子肿瘤学的出现，我国学者紧随国际发展趋势开始了新的研究，从肺癌的病因、遗传易感性、转移、耐药等多方面进行了探讨。

20 世纪 90 年代初　我国引进了胸腔镜微创外科技术，并于 90 年代末期及 21世纪初迅速发展起来，目前已成为早期肺癌外科治疗的常规术式。

1990 年　以肺癌专业委员会的名义，在桂林召开了第四届全国肺癌学术会议。这也是肺癌专业委员会成立后第二次举办全国性肺癌学术会议。会议规定，由肺癌专业委员会组织，以后每三年举办一次全国肺癌学术会议。

华西医科大学附属第一医院将体外循环技术与肺外科手术结合，用于治疗用常规方法不能切除的局部晚期肺癌，并创立了多种适合于不同部位肺癌切除手术的体外循环模式。

1991 年　我国开展了"大剂量化疗结合自体骨髓移植或结合外周血干细胞移植治疗肺癌"的研究。

1992 年　陈威华和李应周分别报道了"肺癌侵犯左心房和上腔静脉"的外科治疗方法。

王俊成功实施中国第一例胸腔镜微创外科手术。

1993 年　第五届全国肺癌学术会议在北京举行。

1994 年　"超分割放疗"和"立体适形调强放疗"等新技术得以加速推广，为提高肺癌局部治疗的效果提供了新的手段。

1996 年　华西医科大学附属第一医院率先开展了"肺癌微转移和临床转移分子诊断"的试验研究和临床研究工作，筛选出多种有价值的分子标志物，对肺癌进行了"分子分期"。

第六届全国肺癌学术会议在上海举行。

张和英等在国内率先报道了体外循环在肺癌切除术中的应用。

1997 年　华西医科大学附属第一医院开展了基于"分子分期"的肺癌"个体化"外科治疗，用以医治侵犯心脏大血管的局部晚期肺癌，使肺癌进入了"个体化外科治疗"时代。

1998 年　张国良等在国内首先报道了用"自体肺移植技术"治疗上叶中心型肺癌。

我国第一部肿瘤单病种学术期刊《肺癌》（现更名为《中国肺癌杂志》）正式出版发行。

20 世纪 90 年代　汪惠开始研究癌基因和抑癌基因与肺癌临床病理的相关性，从而提供了肺癌在发生发展中多基因异常和肺癌组织细胞异质性特征的佐证。

1999 年　第七届全国肺癌学术会议在成都举行。在此次会议上，肺癌专业委员会实现了换届，选出了第二届肺癌专业委员会，由吴一龙任主任委员，廖美琳、周清华、汪惠、张熙曾任副主任委员。

2000 年　人民卫生出版社出版了吴一龙主编的《肺癌多学科综合治疗的理论和实践》，对肺癌多学科综合治疗的概念进行了科学定义，对治疗方法进行了介绍。

2001 年　吴一龙通过多年的前瞻性研究，明确了"系统性淋巴结清扫"在肺癌治疗中的意义。

2002 年　第八届全国肺癌学术会议在广州举行。时任肺癌专业委员会主任委员吴一龙负责起草了《局部晚期（Ⅲ期）非小细胞肺癌诊断和治疗共识》。

2004 年　中国肺癌研究者参与了第一个国际多中心临床研究"INTEREST"，这是一个第一代 EGFR-TKI 吉非替尼对比多西他赛二线治疗晚期非小细胞肺癌的全球 Ⅲ 期多中心临床研究，15% 的入组人群为中国患者。

当年起由时任肺癌专业委员会主任委员吴一龙主持，在广东省内每年召开一次中国肺癌高峰论坛。

2005 年　第九届全国肺癌学术会议在杭州举行。此次会议对第二届肺癌专业委员会进行了改选，成立了第三届肺癌专业委员会，由吴一龙任主任委员，周清华、蒋国樑、王长利、陆舜、傅渝任副主任委员。会议决定，以后全国肺癌学术会议改为每两年举办一次。

2006 年　以香港中文大学的 Tony Mok、广东省人民医院的吴一龙为核心的亚太研究团队，以超人的智慧设计开展了 IPASS 研究，选择了具有获益临床特征的人群：非吸烟或曾经轻度吸烟、病理类型为腺癌的亚洲初治晚期肺癌患者，随机接受吉非替尼治疗和紫杉醇联合卡铂治疗。此项研究具有收集患者的肿瘤组织标本、探索各种可能的生物标志物（biomarker）等价值。

2007 年　广东省人民医院的吴一龙、上海市胸科医院的陆舜、上海市肺科医院的周彩存和中山大学肿瘤医院的张力联合创建了中国首个多中心临床试验组织"中国胸部肿瘤研究协作组"（chinese thoracic oncology group，CTONG），为中国的肺癌研究者提供了一个协作平台。

第十届全国肺癌学术会议在福州举行。

人民卫生出版社出版了《2007 中国肺癌临床指南》。

2009 年　第十一届全国肺癌学术会议在天津举行，会议实现了肺癌专业委员会换届，选出了第四届肺癌专业委员会，由周清华任主任委员，王长利任候任主任委员，陆舜任副主任委员。

2010 年 ● 人民卫生出版社修订出版了《2010 中国肺癌临床指南》。

2011 年 ● 第十二届全国肺癌学术会议在武汉举行。

2013 年 ● 第十三届全国肺癌学术会议在长春举行，会议实现了肺癌专业委员会换届，选出了第五届肺癌专业委员会，由王长利任主任委员，陆舜任候任主任委员，程颖、王俊、赫捷任副主任委员。此次会议还评出了"中国肺癌研究终身成就奖"，孙燕、廖美琳等十位教授荣获了该奖项。

● 肺癌专业委员会外科学组成立。

2014 年 ● 全国六大区域肺癌规范化诊疗巡讲首次启动。

● 肺癌专业委员会内科学组成立。

2015 年 ● 肺癌专业委员会放疗学组成立。

● 第十四届全国肺癌学术会议在成都举行。

● 肺癌专业委员会组织参加了 WCLC（世界肺癌大会）、ASCO（美国临床肿瘤学会）、ESMO（欧洲肿瘤学会）及亚洲肺癌大会等一系列国际学术会议，吴一龙、程颖、陆舜、周彩存等分别作了学术报告。

2016 年 ● 肺癌专业委员会外科学组在天津举办了肺癌外科治疗规范化巡讲暨达芬奇机器人辅助肺癌微创手术网络直播活动。

2017 年 ● 第十五届全国肺癌学术会议在南昌举行，会议实现了肺癌专业委员会换届，选出了第六届肺癌专业委员会，由陆舜任主任委员，王俊任候任主任委员，程颖、毛伟敏、王洁、杨学宁任副主任委员，周清华任名誉主任委员。

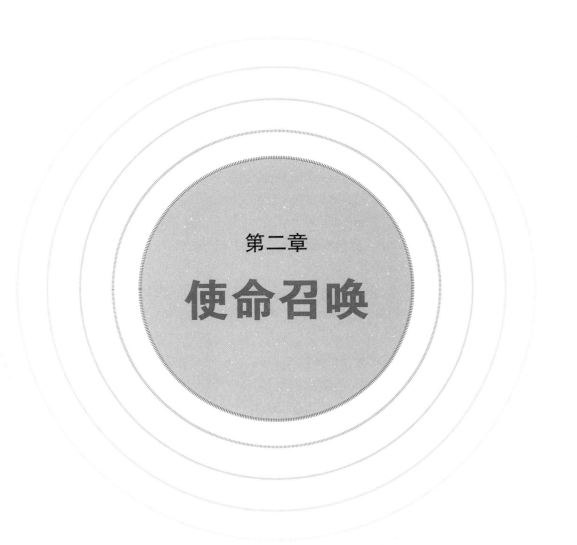

第二章

使命召唤

第一节 孕育——肺癌专业委员会成立始末

> 我们叫做开始的往往就是结束，而宣告结束就是着手开始。
>
> 终点是我们出发的地方。
>
> ——史铁生

中国抗癌协会肺癌专业委员会的前身是"卫生部肿瘤防治研究办公室肺癌协作组"。1969 年，在周恩来总理的亲自关怀下，原卫生部设立了全国肿瘤防治研究办公室，并先后成立了 13 个协作组，其中就包括肺癌协作组。1977 年，在北京召开的全国肿瘤防治工作会议上，全国肿瘤防治研究办公室的李冰主任指定由湖北省肿瘤医院院长、湖北省肿瘤研究所所长张明和教授担任肺癌协作组的组长。

1978 年 7 月 18 日，一辆辆绿皮火车，载着来自四面八方的中国肺癌学者，他们的目的地是云南昆明。他们肩负着周恩来总理的重托，去参加"全国肺癌防治研究协作会议"，1978 年的中国，解放思想的中国肿瘤学者压抑多年的战胜肺癌的迫切渴望也进一步迸发。

1975 年，已经重病的周恩来总理，仍然牵挂着云锡矿工的健康和生命安全，他在病床上作出了"云锡矿工肺癌高发"的指示。

云锡，全称云南锡业。锡是作为"五金"之一的重金属，其在制造业中具有极其重要的作用。但科技的发展不能以牺牲健康为代价。因为云锡肺癌的高发病率，引起了党中央的高度重视和关心。周恩来总理也责成李冰负责此项工作。

福祸相依，云锡在另外的层面也为中国肺癌研究和防治提供了一个最好的样本。因为云锡，中国肺癌学者进一步深刻认识到了中国肺癌防治研究任务的艰巨和复杂，由此引发对"交流和协作"的迫切需求和心情，并达成了高度共识；因为云锡，在全国各地单独开展的肺癌研究人员得以进行交流和分享，中国肺癌学者的视野得以极大拓展；因为云锡，一批志同道合的朋友得以相聚，这也为日后中国抗癌协会肺癌专业委员会的成立和发展种下了一粒种子。云锡遭遇了巨大伤痛，但这种力量也转化为大家同仇敌忾战胜肺癌的勇气和决心，这也是对云锡因肺癌离世矿工的最好告慰。

　　让我们穿越时空隧道，一起去感受那段激情燃烧的岁月，探寻中国抗癌协会肺癌专业委员会孕育路程。

　　在此次大会上，张明和明确提出："农业学大寨，工业学大庆，肝癌学启东，鼻咽癌学中山，肺癌看云锡"。

　　有着百年历史云南锡业，当时采用着最原始的开采方式。这和当时的经济状况和人们对疾病认知的局限有很大关联。其中生活方式、地理环境、饮食习惯、饮用水、基础疾病、工作环境等，都是肿瘤的可能致病因素，对每一个细节的追踪都是肿瘤学者孜孜以求的目标。在当时的中国，针对肺癌的治疗技术和治疗手段相当匮乏。然而，在 1978 年，中国肺癌学者，就已经深刻认识到了肺癌是可防可治的。面对肿瘤这种复杂疾病，中国肿瘤学者并没有束手无策，在对肿瘤的机理和治疗进行深入研究的同时，中国肺癌学界用科学的理论和实践支撑并开始编织的中国肺癌防治之网，在四十余年后的今天，正在发挥着巨大的作用。

　　无论是锡矿，还是铁矿、水泥厂、炼油厂等，每一个高速发展的工业形态背后，以牺牲生命和健康为代价的例子比比皆是。有一个不争的事实是，工业化进程在推动了社会进步的同时，也是癌症等各种疾病高发的元凶之一。

　　意气风发的中国肺癌学者，在这次会议上畅所欲言，以下是时任肺癌协作组组长张明和教授的大会总结发言，全文如下：

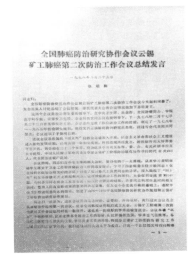
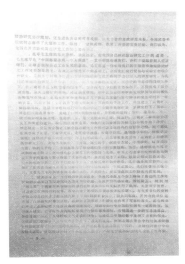

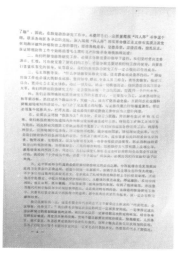

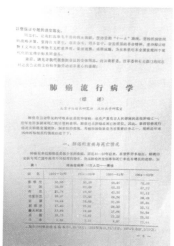

时隔 30 年，2009 年，张明和老师的手稿中梳理了中国抗癌协会肺癌专业委员会的发展历程，手稿全文如下：

中国抗癌协会肺癌专业委员会历史沿革及发展

癌症是严重威胁人类健康和生命的重要疾病之一。发达国家在 19 世纪就将肿瘤防治研究工作列入了议事日程，1929 年德国汉堡市建立了世界最早的全国人口肿瘤登记机构。自 19 世纪 40 年代起，美国、丹麦、加拿大、英国、新西兰等国家和一些地区已经陆续建立了相应的肿瘤机构。而我国肿瘤专业工作在整个医学领域中是一个年轻的学科，新中国成立后党和国家领导人都十分重视和关心此项工作，在周恩来总理的亲自关怀下，为了加速这一学科的发展，卫生部于 1970 年成立了全国肿瘤防治办公室，并于 1977 年在北京召开了全国肿瘤防治工作会议。为了促进我国肿瘤防治研究工作的快速发展，经过全国肿瘤工作者的共同努力，先后成立了 13 个专业协作组。全国防办主任李冰同志指定由湖北张明和任肺癌协作组组长。

1978 年 2 月 23 日，在云南省委的大力支持下，在卫生部、冶金部、全国肿瘤防办、中国医学科学院直接领导下组织召开了云锡矿工肺癌防治工作会议。到会的有 22 个省市自治区及中央有关各部委办、有关各科研单位、大专院校、中国人民解放军及参加云锡矿工肺癌防治研究协作单位的代表共 262 人。同年在此会议中经过充分讨论协商成立了全国肺癌协作组机构，并遵照原卫生部钱信忠部长的指示制定了 1978—1985 年全国肺癌防治协作规划。

1984 年原卫生部宣告撤销全国肿瘤防治办公室，因此 13 个专业协作组的有关研究工作被迫停顿。1994 年，在我国肿瘤界老前辈金显宅、吴桓兴率领下，由金家瑞、张天泽、张明和、徐光炜和李光恒 5 人倡议申请成立中国抗癌协会。在中央领导王任重、方毅的关怀和支持下，中国科协于 1985 年批准成立中国抗癌协会，其后便将全国防办下的 13 个专业协作组逐渐转为中国抗癌协会领导下的各专业委员会，肺癌专业委员会便是其中之一。当时的肺癌协作组成员转为肺癌专业委员会，由张明和任主任委员，委员有吴善芳（上海）、黄偶麟（上海）、廖美琳（上海）、谢大业（上海）、丁力（黑龙江）、戴旭东（黑龙江）、张先林（湖北）、田鸿生（湖北）、苏壁弘（福建）、杜应秀（广州）、高玉堂（上海）、李拯民（北京）、辛育龄（北京）、孙燕（北京）、王德元（天津）、张熙曾（天津）、严福来（杭州）、周允中（上海）、赖百塘（北京）、杜喜群（河北）、杨俊杰（四川）、席宁（四川）、周克敏（云南）、梁尚提（云南）……

肺癌专业组织的任务主要是组织全国肺癌基础、临床工作的学术交流活动。

1980 年以肺癌协作组的名义在云南昆明召开了第一次学术交流会议；1982 年在武汉召开了第二次学术交流会；1986 年在上海召开了第三次学术交流会议，期间正式成立了全国肺癌专业委员会；1990 年以肺癌专业委员会的名义在广西桂林召开了第四次学术交流会；1993 年在北京召开了第五次学术交流会；1996 年在上海召开了第六次学术交流会；1999 年在成都召开了第七次学术交流会，并进行了肺癌专业委员会的换届工作，由吴一龙任主任委员。

全国肺癌专业委员会在中国抗癌协会的领导下，于 1986—1989 年编写出版了《中国常见恶性肿瘤诊治规范·肺癌分册》并录制肺癌诊疗录像带，1998 年又参编了《肿瘤学》一书中的"肺癌"一章。今后工作及人员待续。

张明和教授是湖北省宜城县人，出生于 1924 年 8 月，1949 年毕业于湖北医学院，1956 年开始从事肿瘤专业研究工作。1957 年，他在湖北医学院二院筹组了以手术、放疗和化疗为手段的多学科综合治疗科室。

20 世纪 50 年代，张明和教授先后开展了舌癌联合根治术、甲状腺癌根治术、颈淋巴结清除术、乳腺癌扩大根治术、贲门癌经胸腹联合切除术、食管癌根治术、胃癌根治术、胰腺癌根治术、结肠癌根治术、直肠癌经腹会阴联合根治术、人工肛门改进、膀胱癌全膀胱切除回盲部代膀胱输尿移植术等多种肿瘤手术；张明和教授先后开展了鼻咽癌的体外照射加鼻咽腔镭膜治疗、宫颈癌的腔内放射加体外照射治疗、舌癌的镭针插入组织间放射治疗以及其他一些癌肿的术前、术后辅助性放射治疗和姑息性与减症的放射治疗；另外，他又同步开展了全身性化疗、半身性化疗、动脉插管灌注的区域性化疗等工作。在上述工作的基础上，1973 年，他又筹备成立了湖北省肿瘤医院与湖北省肿瘤研究所。

张明和教授对肿瘤的早期诊断与综合治疗有较深的造诣，曾发表论文 60 多篇，

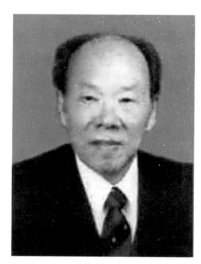

张明和

其中 1 篇参加了 1982 年在美国西雅图召开的第 13 届国际肿瘤学术交流会并入选会议论文集；1 篇参加了 1990 年在德国汉堡召开的第 15 届国际肿瘤学术交流会并入选会议论文集；1 篇参加了 1991 年在北京召开的第 10 届亚太地区国际肿瘤学术交流会并入选会议论文集。另有 3 篇在 1978 年获原卫生部奖，2 篇在 1981 年分获武汉市科技优秀论文二、三等奖。

张明和教授于 1982 年分别访问了美国加利福尼亚大学医学肿瘤部和斯坦福大学医院外科及放射生物学科；1985 年 8 月，应荷兰政府邀请，又访问了荷兰阿姆斯特丹大学医学放射学科及乌得勒支（Utrecht）大学医学院核医学部。1985 年 9 月，张明和教授再度赶赴欧洲，到比利时首度布鲁塞尔的 Hipposxate 医院神经放射学部进行考察访问。1992 年，张明和教授代表中国肺癌领域全体工作人员，应邀参加了第 30 届日本癌症治疗学术会议。

张明和教授是 1984 年发起创建中国抗癌协会的主要成员之一，并兼任原卫生部全国肿瘤防治研究领导组成员、原卫生部肿瘤专家咨询委员会委员、中华抗癌协会副理事长、中华医学会肿瘤学会常委、湖北省肿瘤学会主任委员、中国抗癌协会科普宣传部部长、中国抗癌协会肺癌专业委员会主任委员、湖北省抗癌协会理事长，同时还是《中国抗癌报》的总编辑和《肿瘤防治研究》的主编。

张明和教授非常重视肺癌的群防群治工作，早在 20 世纪 70 年代，就曾写文章指出：肺癌与环境污染和吸烟有密切关系。世界各国城市中的肺癌发病率均较农村高，根据调查提出可能是由于工业废气与致癌物质对环境污染所致，特别是像汽车所排出的燃烧不完全的气体或致癌烃（如苯并芘等）对水的污染等。

此外，目前普遍认为吸烟可引起肺癌，根据调查统计，吸烟者肺癌患病率 10 倍于不吸烟者，长期而大量（每天 20 支以上，时间跨度 20 年以上）吸烟的人，肺癌患病率比不吸烟者高 20 倍，并认为多为鳞癌和未分化细胞癌。经过分析，烟草中有十余种化学致癌物质，其中芳香族碳氢化合物以苯并芘为主要致癌物质，同时香烟中砷的含量较一般食物约高 50 倍。另外烟中还含有致癌物亚硝胺以及促癌物质如儿茶酚等。而且有些致癌物吸入人体后也主要残留在肺内。所以，戒烟可使肺癌发病率下降，减少发生肺癌发生的风险。

　　预防肺癌的关键是要建立全国肺癌防治网。举办肺癌学术讲座和肿瘤细胞检验培训班，普及肺癌防治知识与诊断技术；开展防癌普查，将县、公社和工矿纳入肺癌防治网，并定期召开经验交流会，因地制宜地建立肺癌门诊，设立肺癌床位或家庭病床；建立健全肺癌发病、死亡登记报告制度，开展有关肺癌流行病学、病因学的调查研究。

　　在高发地区或高发工矿，必须力争做好"改、治、管、查"四项工作。

　　改——工业合理布局，开展工艺技术改革，不断提高机械化、密闭化、自动化程度。将干式生产作业改为湿式作业，是防尘措施中的根本办法。改进内燃机结构，以保证燃料的充分燃烧，或选用无害能源。改进通风设备和必要的个人防护用具。

　　治——严格要求治理三废，防止环境污染，必须做到消烟除尘；要保护水源，做到综合利用；要加强大气监测。

　　管——加强生产管理和环境卫生监督，使工作人员尽量避免接触国家标准浓度以上的职业致肺癌因子。对作业地区空气中有害因素的浓度要控制在国家现行规定的最高允许浓度之下。

　　查——结合防痨、职业病和高温季节等体格检查工作，一年至少进行一次群众性肺癌预防普查。对易感人群中如条件许可还应缩短检查周期。

　　重视农业卫生，如化肥中的硝酸盐和除虫药中的砷应予以注意，凡散发有害粉尘或气体的生产不可分派到社员家中进行；要重视青壮年的保健工作，有人估计肺癌在临床前期潜伏期可长达 15 ～ 20 年，因此，必须重视青壮年的肺癌防癌保健工作；除了加强体育锻炼增强体质外，应养成良好的生活习惯。

　　要防止或减少呼吸道感染，积极防治流行性感冒和其他呼吸道疾病，如结核、慢性支气管炎、尘肺、矽肺等。

　　但随着全球肺癌形势的日益严峻和肺癌研究的国际合作日渐深入，肺癌防治越来越显露出多学科协作的势头，再由政府一级机构主导肺癌的防治与研究，已经显得不合时宜。为了能够更好地利用国际资源，同时也为了方便与国外接触，1982 年，原卫生部决定取消肿瘤防治研究办公室，其主要业务交由中国医学科学院肿瘤研究所负责。

　　肿瘤防治研究办公室的撤销，引起了各地肿瘤界人士的强烈反响。大家渴望能有一个统一的组织来加强肿瘤科技工作者之间的联系和交流，并与国外学术组织建立联系，以提高我国的肿瘤防治水平。特别是原肿瘤防治研究办公室所属的 13 个协作组的专业人士，十分留恋彼此相聚、协作科研的经历。但在以专业研究会的名义转移到中华医学会肿瘤分会后，由于该分会是全国学会的二级机构，并非独立法人，致使协作组只能成为三级机构组织学组，不能独立地对外进行交流。这显然令这些视学术交流为生命的科技工作者难以接受。

1983 年夏初，天津市人民医院院长金显宅，邀请张明和、张天泽、金家瑞、张嘉庆、刘谦、李月云等肿瘤专家去到北戴河，为即将召开的第一届国际乳腺癌学术会议审稿。在审稿期间，大家讨论了有必要将肿瘤科技工作者组织起来的问题，并一致赞成在"中华医学会肿瘤分会"存在的同时，应有别于肿瘤分会，团结一切热心于抗癌的各界人士，发起成立"中国抗癌协会"。

1983 年 6 月，第一届国际乳腺癌学术会议筹备会在天津举行，会后召开了由 12 个省、自治区、直辖市肿瘤专家参加的座谈会。与会者一致认为，我国的抗癌事业亟须组织多学科协作，并加强与国际肿瘤界的交流，以提高自身水平；基于此，应征得社会上医学和非医学力量的大力支持，适时成立"中国抗癌协会"。金显宅、吴桓兴出席会议并赞同了大家的建议。

1984 年，在我国肿瘤界老前辈金显宅、吴桓兴教授的支持下，由金家瑞、张天泽、张明和、徐光炜、李光恒等 5 人签名发起成立"中国抗癌协会"。2 月 23 日，金显宅、吴桓兴、叶馥孙、李光恒、李挺宜等 19 位专家共同签署了《申请成立中国抗癌协会肺癌专业委员会的报告》。2 月 27 日，时任国务院副总理的方毅同志在报告上批示"我赞成，请报周老、鲍奕珊同志办处。"2 月 29 日，原中共中央书记处书记王任重同志在报告上批示"我个人赞成并尽力协助。"据此成立了"中国抗癌协会筹备组"。

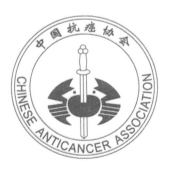

1984 年 4 月 28 日，中国抗癌协会正式宣告成立。1985 年 3 月 5 日，原国家体改委以《改办字 [1985] 第 17 号文件》的形式，批准了中国抗癌协会的成立；同年 5 月，中

国科协的《[1985] 科协发学字 089 号文件》也对中国抗癌协会予以承认。此后又经过两年多酝酿，到了 1986 年 9 月，原卫生部肿瘤防治研究办公室肺癌协作组集体转入中国抗癌协会，在上海成立了肺癌专业委员会。鉴于张明和教授当时在中国抗癌领域影响力巨大，而且在中国抗癌协会成立过程中又做出了突出贡献，作为原肺癌协作组的组长，他理所当然地被推举为肺癌专业委员会首任主任委员。我们由此不难看出张明和教授对中国肺癌领域的重要意义。

实际上，在肺癌专业委员会成立之前，已经由原肺癌协作组牵头组织召开了两届全国性的肺癌学术研讨会，即第一届和第二届全国肺癌学术会议。当时，中国的肺癌研究尚处于探索阶段，治疗手段主要以外科手术为主，然后辅之以化疗与放疗，因而涌现出了一大批肺癌外科治疗专家，这其中就包括原卫生部肿瘤防治研究办公室肺癌协作组组长、肺癌专业委员会首任主任委员张明和教授。但谈到中国的肺癌外科，就不能不提另一位大师级的奠基者，吴善芳教授。

吴善芳教授生于 1920 年，江苏镇江人，1945 年毕业于国立上海医学院，是国际知名的胸部肿瘤外科学和肿瘤生物学专家，同时也是上海市胸外科医学、胸部肿瘤外科创始人之一，是肺癌专业委员会首任副主任委员廖美琳的导师。他生前曾先后担任上海市胸科医院医务部主任、胸外科主任、胸部肿瘤研究室副主任、肺癌研究中心执行主任以及中华医学会上海肿瘤学会理事、胸外科学会理事、上海市免疫学会理事、上海市医药管理局技术顾问、国家科委癌症攻关专家组副组长兼肺癌研究组组长、中国癌症研究基金会常务理事、世界肺癌学会组织委员与学术委员等职务，是《肿瘤》杂志的副主编，《中华肿瘤杂志》《肿瘤防治研究》《上海免疫学》《上海大众卫生报》的编委，1985 年荣获美国罗斯伟尔·帕克（Roswell Park）肿瘤研究所荣誉教授称号。

吴善芳教授曾先后到美国、瑞士、丹麦、瑞典、日本、意大利、奥地利等国讲学和做报告 20 余次，为中国肺癌外科的发展做出了卓越贡献。为表彰他在抗癌事业中的杰出成就，国际抗癌联盟曾为其颁发荣誉证书，并称赞他为"新型的肿瘤外科专家"。

吴善芳教授医术高超、医德高尚，在医学科学、临床技术和培养人才方面均有不俗的建树，在国内外享有很高声誉。20 世纪 50 年代中期，他配合我国著名外科专家顾恺时教授，首创扩大性胃癌根治术，并撰文在全国推广。50 年代后期，他怀着赶超世界先进水平的强烈愿望，从小贩织补尼龙丝袜中得到启发，与顾恺时教授及中国纺织科学研究院上海医院通力合作，并亲自参与实验及临床应用，创造出了国产无缝塑料纤维血管，填补了我国血管移植代用品的空白；此后，又在上海

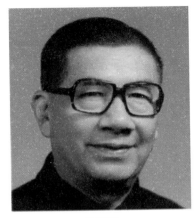

吴善芳

市胸科医院建立了人造血管厂，其质量达到了国际水平，从而为日后原料与制造方法的改进奠定了基础。同时，吴善芳教授还深入研究了支气管扩张的外科治疗，并最早著文提出了双侧支气管扩张外科治疗新方法，在临床上取得了良好效果。

20 世纪 60 年代初期，吴善芳教授的临床实践重点转向了对肺癌的深入研究。他与同仁一道，经过 25 年的艰苦奋斗和不懈努力，使中国的肺癌外科治疗跨入了世界先进行列。70 年代中期，吴善芳和著名的肺科专家徐昌文教授、助理研究员叶庆炜博士合作，在上海市胸科医院创建了具有国际先进水平的"胸部肿瘤研究室"，开始了肺癌的基础研究工作，其中包括国家攻关课题"肺癌抗原及单克隆抗体的研究"。不久，他又与上海细胞生物研究所协作，分别建立了中国第一株肺腺癌细胞株和恶性胸膜间皮瘤细胞株，对肺癌的早期诊断、药物筛选、免疫试验等有着重要意义。

1980 年，吴善芳教授在著名胸外科专家黄偶麟主任的配合下，在国内首创"右径全隆凸切除重建术"治疗肺癌，获得成功；1984 年，在麻醉科配合下，他又采用高频射流通气麻醉，在国内首创"左径全肺全隆凸切除术"获得成功，这项技术在当时仅有少数几个国家开展过，体现了他高超的手术技巧。同年，吴善芳教授在上海建立了中国第一个肺癌研究中心。

吴善芳教授在计划性扩大肺癌手术指征、提高总生存率的研究方面也取得了较大进展，尤其是对 70 岁以上高龄、严重肺功能不全患者及小细胞肺癌、

隆凸部癌、癌性胸水及Ⅲ期肺癌患者的手术治疗，均取得了显著成果。由他创建的"全胸膜全肺切除术+液氮冷冻治疗恶性胸水"的方法取得了良好的近期疗效，通过对100多例老年肺癌患者的手术治疗，其5年和10生存率分别达到了28%和22%。在3300多例扩大性肺癌手术患者中，有1145例晚期肺癌患者术后生存期在5年以上，其5年生存率超过了30%。这是一项很了不起的成就，获得了国内外肿瘤学界高度评价。1985年，美国《外科肿瘤学报》创刊号发表了此项研究成果；1983年，该项研究被上海市卫生局评为重大科研成果；1986年，在上海市首次科技进步奖评定中，该成果又一举荣获"上海市科学技术进步奖一等奖"。

吴善芳教授曾在国内、外发表论文50余篇，与著名肺癌专家徐昌文和孙燕教授一起主编的专著《肺癌》曾荣获全国优秀科技图书奖一等奖。由他参加编写的著作还有《外科学》《实用肿瘤学》《老年病学》《医学百科全书》等。

吴善芳教授非常注重恶性肿瘤的研究方法问题，积极提倡基础研究与临床实践相结合。在一篇论文中，他写道：

抗癌战线上有两支大军，一是基础理论研究者，二是临床研究者。不要一谈到"研究"就觉得意味着从细胞到细胞，从小鼠到小鼠。搞基础理论研究的人，可以把研究结果写成多篇论文，但不愿拿到临床去验证一下；搞临床的人，终日埋头工作，但对基本的实验室工作连概念都没有。这种基础理论研究和临床研究相背离的情况，是阻碍征服恶性肿瘤战斗成功的主要原因之一。

事情很清楚，各种医学科学或生物学科学的研究，必须在临床上验证，否则就会失去基础研究的生命力……医学科学研究从亚分子、分子、细胞等水平过渡到临床，必然要经过一个极为重要的动物水平验证。实验动物和人相比，在哺乳、胎生一定程度的"思维活动"等方面，有很多相似之处，是非常有利于模拟的工具。我希望国家科研管理者能把极大的注意力放在动物实验上，在利用实验动物进行实验时，同时还要研究它们和人体有什么差别，在比较解剖、比较生物及比较生理病理学上狠下功夫，使动物实验具有更大的人体可比性及模拟性，从而加速临床研究的进展。（吴善芳，1984年）

吴善芳教授的这些观点，对当时我国的医学研究产生了深远影响，即使到了今天，仍具有一定的指导意义。

吴善芳教授积劳成疾，在 1985 年 4 月 30 日，终因肝癌医治无效过早地离开了我们，享年 65 岁。他的逝世，为我们留下了极大的遗憾和悲痛，但他兢兢业业的工作精神、严密高瞻的科学态度及高尚的思想情操，赢得了全体同仁以及众多患者的一致赞誉。

1990 年 4 月 30 日，在吴善芳教授逝世五周年纪念日当天，上海市胸科医院举办了"纪念吴善芳教授逝世五周年暨胸像安放仪式"。中国癌症研究基金会副理事长兼秘书长李保荣教授、办公室主任毕贺、《中华肿瘤杂志》编辑部主任谭颖波等专程护送吴善芳教授胸像从北京来上海。铜像是由中国癌症研究基金会发起和牵头，全国各地 10 多家大医院和研究所集体捐赠的，并由中国著名雕塑大师刘焕章教授无偿雕塑。

铜像落成后，时任对外经济贸易部部长的李岚清同志接见了中国科学院肿瘤研究所和中国癌症研究基金会负责人，勉励他们发扬吴善芳教授的精神；时任上海市市长的朱镕基同志也给吴教授的夫人写信表示了慰问："汪和祥同志：值此吴善芳同志逝世五周年之际，谨致悼念，并致问候。"吴教授的患者、越南原国会主席团副主席、越共原中央政治局委员黄文欢同志也送来了挽词：吴善芳同志千古，医界之英杰。

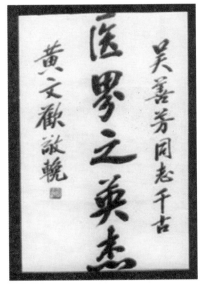

黄文欢为吴善芳书写的挽词

在 20 世纪后半叶，像吴善芳教授这样的人物在我国医学界又何止千百！但限于篇幅，我们无法一一列举，而作为中国肺癌领域的一代领头羊，吴善芳作出了极大的贡献。他身上所彰显出的无私奉献与开拓精神，是中国 20 世纪全体肺癌学者及肺癌领域从业者共同的财富。

第二节　誓言——中国肺癌医者的选择

> 岁不寒，无以知松柏；事不难，无以知君子。
>
> ——《荀子·大略》

　　1984 年 4 月 28 日，中国抗癌协会宣告成立；其后经过两年多酝酿，于 1986 年 9 月，在上海正式成立了中国抗癌协会肺癌专业委员会。第一届肺癌专业委员会由张明和教授任主任委员，李拯民、丁力、廖美琳等三位教授任副主任委员。委员会由 32 人组成，徐昌文、黄国俊、黄偶麟、辛育龄等 4 位老专家任委员会顾问。肺癌专业委员会的成立，标志着我国在和肺癌这一严重危害国人生命健康的疾病的对抗中，终于拥有了一支"正规部队"。

　　"那时候可真难啊！"每每回忆起当年的情景，肺癌专业委员会第一届副主任委员廖美琳教授就会不由自主地发出感慨，"没有设备、没有资料，甚至连必要的启动资金也没着落。但大家团结一致，凭着一股子干劲儿，发誓也要把我国的肺癌事业搞上去！"

　　廖美琳教授 1934 年出生，1957 年毕业于上海第二医科大学医疗系，后在上海市胸科医院肺内科从事临床工作，年轻时师从徐昌文、吴善芳两位专

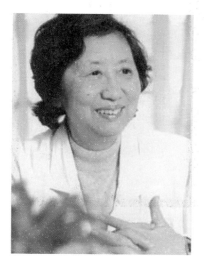

廖美琳

家。廖美琳从两位老师那里承袭的不仅是丰富的医学知识，还有一丝不苟的治学态度和锲而不舍的职业精神。据廖美琳回忆，徐昌文老师是从美国回来的，是一个非常踏实、非常认真、非常严谨的老师，曾严格要求廖美琳按时上交读书笔记，让她养成良好的读书习惯；而吴善芳老师更是对肺癌的外科治疗做出了突出贡献，是中国肺癌手术跨出国门、走向世界的先驱者。他利用自己在国际学术界的影响力，带回了一大批先进的仪器设备，从而为我国的肺癌研究奠定了基础。两位导师一个内科

一个外科，共同赋予了廖美琳抗击肺癌的胆识与技能。

20 世纪 70 年代初，在两位导师的推荐和指导下，廖美琳医生最终由呼吸内科领域转入晚期肺癌治疗领域，从此在肺癌这个令很多人望而却步的领域，辛勤耕耘了将近半个世纪。

廖美琳教授当年之所以能够从呼吸内科成功"转型"主攻肺癌，主要得益于两个先决条件。首先，她的两位导师——徐昌文教授和吴善芳教授，是国内较早展开肺癌理论研究的临床专家，早在 1962 年两人就联合主编出版了我国第一部关于肺癌的专著《肺癌》；其次，廖美琳医生所在的上海市胸科医院也是国内较早开展肺癌治疗的医院。因此，当上海市胸科医院率先在国内把自己的肺结核病房转为肺癌病房时，作为国内两位肺癌研究先驱的得意门生，廖美琳便顺理成章地成为全国第一家肺癌病房的主任。

俗话说万事开头难，刚刚投身肺癌领域的廖美琳，按她自己的话说，基本上就是一无所知。当初不像现在，肺癌可以采用手术、放疗、化疗、靶向治疗、生物免疫治疗等方法多管齐下；当时的治疗手段除了手术切除外，其他治疗方法无外乎两种——放疗和化疗。放疗的目的是尽最大努力杀死癌细胞，同时保护正常组织，但对一个具体患者来说，是否采用放疗进行治疗则需要按照规范化治疗原则、肿瘤发展的程度及患者的身体状况决定。而在狡猾的癌症面前，光有这些是远远不够的，患者尚需必要的化疗。但在当年，内科医生在面对癌症时似乎束手无策，原因是他们手中的"武器"太少了，除了一个劲儿安慰患者要乐观外，也实在想不出别的好办法。单就化疗药物而言，当年仅有环磷酰胺和 5- 氟尿嘧啶可用，但它们疗效差、不良反应大，患者往往苦不堪言，难以完成整个疗程的治疗。

"相比其他化疗药物，环磷酰胺还算是反应低、效果好的，但患者使用后还是会出现呕吐、掉发等症状；而白细胞指数一旦降低，我们便会束手无策。"在回忆当时的情景时，廖美琳教授无奈地摇摇头，仿佛仍旧沉浸在过去的失落中，"治疗效果也很不理想。所以，当时无论是患者、患者家属，还是医生，在心理上都是悲观的。"

相较于这些技术上的局限，廖美琳他们遇到的更多困扰则来自于当时的社会环境。由于是新创办的科室，廖美琳没有任何经验可循，摆在她面前的必是一条充满荆棘的拓荒之路；但她并没有因此而退却。

"那时候一听说开了新病房，晚期的患者'呼啦'一下全进来了！"回忆着当年的情形，廖美琳老师很动情，"肺癌本身就很难做，我们做了一段，挺艰苦的。难就难在我没有本事、没有手段，也没有地方要东西。我只好给患者做思想工作，然后四处跑着去学习。譬如说我向肿瘤医院搞化疗的张志义请教，他是中国第一个翻译 chemotherapy（化学疗法）的。当时我们发现患者白细胞下降得很厉害，我就去找他们，请教他们是怎么治疗的，愣是把患者又给抢救回来了。对这样一个病房，我觉得是有一定意义的，它是 20 世纪 70 年代专门搞肺癌晚期研究的。后来我起了一点作用，就是把各科都找来，包括外科、药物研究所，还有肿瘤医院等很多医院，搞了一个会议，规定每周召开一次，讨论两个小时。我拿病例出来，大家讨论，然后再给大家做病例分析。那个时候化疗是很新鲜的，要是不懂细胞动力学，你也用不好化疗。那就需要大量看书了，这个是没办法的。我就尽量找书看，但那个时候还没开放，书很难找的。好在我们医院还有一点，另外我还到处跑图书馆，比如中华医学会图书馆等，都是我经常去的；找到可以参考的书后就带回来，记笔记。那会儿没有复印室，只能带回家做笔记。这样一来，就慢慢扩大了自己的知识面。后来跟大家在一起，我甚至还学了一点中医。当然，就目前来讲，我是纯西医了。"

轻描淡写的几句话，可以看得出廖教授当年的艰辛、无奈和坚持，令人动容。就这样，廖美琳的肺癌病房不断壮大，并逐渐为中国的肺癌防治摸索出了一条可行之路。

20 世纪 70 年代末，正当廖美琳的癌症病房做得风生水起之时，在恩师吴善芳的建议下，她又将自己研究的目光投向了小细胞肺癌。

当年，小细胞肺癌是国际上公认的医学难题，难点在对于其可不可以通过手术治疗尚存在巨大争议。廖美琳教授不畏艰辛，勇敢地担负起了这一重任，通过对 100 多例患者的总结，在国内率先开展了"局限期小细胞肺癌的多学科治疗"，使小细胞肺癌患者的 5 年生存率由不到 10%，提高到了 36.3% 以上，改变了以往"小细胞肺癌不可手术"的观点；对 II 期、III 期不符合手术条件的非小细胞肺癌，她采取诱导治疗方式，创造手术条件，在国际上引起了轰动。

提到这段历史，廖美琳教授谦逊地说："我觉得投身事业没那么伟大，只不过做了一些自己力所能及的事情。但我认为每做一件事情都要尽自己的最大努力，遇到困难要勇往直前，不能瞻前顾后、患得患失。"

这绝非冠冕之词，而是廖美琳老师内心的真实写照。譬如她所做的Ⅲ期肺癌研究，若没有这种大无畏的勇气，是断无可能对 2636 例肺癌手术进行总结的。正是有这 2636 例肺癌手术作基础，才奠定了上海在全国肺癌防治方面的地位，也才使我国在后来的肺癌多学科治疗领域拥有了一席之地。

进入 20 世纪 80 年代，廖美琳教授并没有停下脚步歇息片刻，而是以更加饱满的热情，将自己有限的精力投入到了抗癌事业中。

1983 年 6 月，经过考试，廖美琳教授顺利获得 WHO（世界卫生组织）资助，被派往加拿大的顶级学府——麦克马斯特大学（McMaster University）深造。1985 年，廖美琳教授在归国后即展开了肺癌化疗新药的研制工作，并在国内率先启动了"自体外周血干细胞支持下的高剂量化疗在小细胞肺癌中的研究"。

1986 年 9 月，中国抗癌协会肺癌专业委员会正式成立。由于廖美琳教授在肺癌防治方面成绩突出，她被选为肺癌专业委员会首任副主任委员，这使她在抗击肺癌的征程中，有了更为宽广的施展舞台。

作为第一届肺癌专业委员会的副主任委员，廖美琳教授积极协助肺癌专业委员会首任主任委员张明和教授，组织了一次又一次全国肺癌学术会议，为我国的肺癌防治和肺癌专业委员的发展做出了不可磨灭的贡献。"当时不得了啊！你想啊，专门搞肺癌的全国学术会议上来了很多人，都是全国肺癌方面的专家。要知道那可是 80 年代、90 年代，不像现在大家都在办会。会议挺热闹，虽说已经改革开放了，但还是很不容易的；当时钱也没有，我怎么搞到的钱我都忘了，总归是最节约的。"每当提及当年肺癌学术会议的盛况，廖教授都会感到无比自豪。

廖美琳教授现任上海市肺部肿瘤临床医学中心首席专家、上海市胸科医院胸部瘤研究所副所长、上海交通大学医学院教授、主任医师，兼任中国抗癌协会临床肿瘤学协作专业委员会指导委员会主任委员、中华医学会理事、中华肿瘤协会常务委员、全国肺癌专题研究委员会副主任委员、中国肺癌研究会副主席、亚洲肿瘤协会委员、上海市医学肿瘤学会副主任委员、国家药监督局药品评审专家库专家，是《中国肺癌杂志》副主任编委和《肿瘤杂志》常务编委，同时还是《中华医学杂志》《实用肿瘤杂志》《中华结核和呼吸杂志》《中国实用内科杂志》《中国癌症杂志》等 12 本杂志的编委。

廖美琳教授在国内外期刊上共发表学术论文 200 余篇，主编有《肺癌》（第三版）、《恶性胸膜间皮瘤》《肺癌诊治规范》《现代肺癌治疗》等多部专著。

她主持的课题"非小细胞肺癌生物学特性、术后治疗及药敏试验的临床研究"获上海市科学技术进步二等奖，"上海市人群中肺癌病员预后因素的研究"及"小细胞肺癌化疗结合手术的多学科治疗"获上海市科学技术进步三等奖，"晚期肺癌综合治疗的研究"及"肺癌高危人群的计划防治"获上海市卫生局科技进步三等奖；参与研究的课题"计划性扩大肺癌手术适应证的研究"荣获 1986 年度上海市科学技术进步一等奖和 1987 年度国家科学技术进步二等奖。另外，她还主持完成了国家科委课题"肺癌综合治疗最优方案的研究"，上海市科委课题"肺腺鳞癌耐药的临床研究"，国际合作课题"小细胞肺癌多方法学治疗"，卫生部课题"肺癌的导向治疗"及上海市科委"单抗对肺癌诊断的实验和临床研究"，目前正主持多项国际多中心临床药物试验课题的研究。

1987 年，廖美琳教授获得由中华人民共和国卫生部颁发的"全国卫生文明建设先进工作者"荣誉称号，1992 年获中华人民共和国卫生部人事部颁发的"全国卫生系统模范工作者"称号，1997 年获上海市卫生系统"十佳医师"称号，1997 年获上海市人民政府颁发的"上海市劳动模范"和"上海市三八红旗手"奖章，2006 年获"第三届中国医师奖"、上海交通大学医学院"院长奖"和上海市医学科技三等奖。2013 年，因成绩突出，廖美琳教授被第十三届全国肺癌学术会议授予"中国肺癌研究终身成就奖"。

"不经历风雨，怎么见彩虹？"任何成绩的取得都是有代价的，对于廖美琳教授来说自然也不例外，只不过她的代价是牺牲自己的天伦之乐和对子女教育的时间。

　　廖美琳教授是家里的独生女，虽然有些孤单，却成了她的一项"优势"，因为这可以使她母亲心无旁骛地替她照看她的两个孩子。于是她母亲便自然而然地成了她家的"阿姨"，除了带孩子外，还主动承担起了照顾她起居的重任。由于工作繁忙，廖教授平时实在抽不出时间陪伴孩子，以至于她的两个孩子后来都对她有了不小的意见。对此，廖美琳教授也深感愧疚，总想寻找机会加以弥补。但往往是每当她闲下来准备带孩子们出去玩儿时，便会有新的任务及时降临，因此她只好不断地违背对孩子的承诺。

　　有人说，每一位成功者的背后都会有一段异乎寻常的传奇经历，但一谈到自己的家庭，廖美琳教授除了眼中的万千柔情外，嘴里再也不肯吐露一个字儿，仅说她爱人也是一位医生。看来廖教授只想突出她魂牵梦绕的肺癌，不愿过多地渲染自己。这是一种何等无私的境界啊！廖美琳教授的人格魅力由此可见一斑。

　　在肺癌专业委员会成立的前几年，为了节约经费，廖美琳教授每次参加国际学术会议基本上都是独来独往，自己照顾自己。这给她的工作带来了很大不便，有时甚至会酿成大错。有一次，她前往瑞士的一个城市出席肺癌会议，但订机票时出了差错，结果被带到了另一座城市日内瓦。她之前从未到过日内瓦，人生地不熟，语言又不通，幸亏在她翻看电话本时，无意间发现她爱人一个同学的弟弟在日内瓦，便给他打电话，才度过了一次危机。"像这样单枪匹马，有时候心里还真有点紧张。"在聊起这件事情时，廖美琳教授仍然心有余悸。

　　谈到眼下令人忧心的医患矛盾，廖美琳教授的表情瞬间黯淡下来。过了一会儿，她心情略微平复了一些，举例子说："有家医院的眼科主任也得了肺癌，骨转移、脑转移、肝转移，我去看了一下，剥个鸡蛋她都吃不了，不能吞咽，脑神经出了问题。结果她儿子孝顺得不得了，就找到了我。我告诉他吃靶向治疗药试试看。那时内地没有，得到香港去买。他母亲吃了药8个小时后，他就打电话告诉我说她现在可以吃鸡蛋了。我觉得这个效果不是真的，可能是心理作用，但结果不是的，她的吞咽功能真的恢复了。所以我觉得靶向治疗很神、很快，优点在于反应力强。现在我们每个医生手里都有很多患者，5年、10年以上生存期的都有，像最近我们科刚刚去世的那位患者，

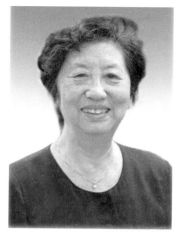

廖美琳

患病 12 年了吧，一直在用靶向药物。本来一塌糊涂的，结果死因也不是癌症，而是因为其他问题。所以像这种患者啊，就跟医生关系近，医患关系就没有大问题。还有一次患者来找我，开门进来，手里拿了一束花，说要把这个花献给我。我说你干嘛要献花给我？他说是我叫他吃靶向药物，几年来他没受罪，活得挺好；还有一次，镇江的一个患者，非要跑进来见我，拦都拦不住。见到我后二话不说，冲着我就来了个三鞠躬，说他已经患病 11 年了，肺癌。还从镇江带了两盒小笼包，虽说不应该收患者的东西，但那种心意，不收恐怕是不行的。像这种情况，医患关系怎么会出现问题呢？"

中国抗癌协会肺癌专业委员会第二届主任委员吴一龙教授在谈到廖美琳教授时曾这样说："廖美琳教授在肺癌研究上的独到眼光和开拓性探索令人钦佩，她的研究包括非小细胞肺癌的新辅助化疗研究、外周血干细胞支持下的肺癌高剂量化疗、肺癌的预后因子研究以及女性肺癌问题等，可以说，在肺癌研究领域，廖美琳教授总是执牛耳者，是我们前进路上的领跑者。"

吴一龙主任委员的这个评价无疑是准确的、合适的，是对廖美琳教授肺癌事业的恰当总结，说出了大家共同的心声。

第三节 掌舵——组织"游戏规则"制定背后的智慧故事

中国抗癌协会肺癌专业委员会成立后，工作千头万绪，百端待举，以张明和为首的第一届委员会冷静分析，抓住主要矛盾，重点干了四件大事。

（1）加强了制度建设。之前的卫生部肿瘤防治研究办公室肺癌协作组虽然也做了不少工作，但由于各项政策不明了、规定不太完善、措施有待配套，仍给人以临时和随意的感觉，极不利于工作的展开。肺癌专业委员会成立后，张明和及委员会全体成员审时度势，果断地制定了肺癌专业委员会章程，使得委员会的各项工作有了文本依据。与此同时，他们还将全国肺癌学术会议的会期制度化，规定自 1990 年在桂林举办的全国肺癌学术会议起，今后每三年举行一次，从而使专业委员会的运作逐渐走上了正规化道路。

（2）规范了全国的肺癌防治工作。第一届肺癌专业委员会一成立，便开始着手起草中国第一部《肺癌防治规划》，同时还组织出版了一系列有关肺部肿瘤的学术专著，对国内肺癌的诊断与治疗起到了规范化作用。这件事情，即使在今天看来，仍是一项了不起的工作。

（3）团结了国内肺癌领域的有生力量。肺癌专业委员会的成立犹如一块巨大的磁铁，凝聚了全国内科、外科及放疗方面的肺癌专家学者。首任主任委员张明和更是以自己独有的经历和人格魅力，把老、中、青三代肺癌专才紧紧团结在一起，使得中国的肺癌防治工作呈现出勃勃生机。

（4）培养新一代接班人是肺癌学科发展的基石。虽然在张明和主任委员和委员会的领导下，全国肺癌界达到了空前的团结，但要想把这一生机勃勃的局面延续下去，就必须立即着手培养下一代接班人，并使之能够尽快担负起领军全国肺癌的重任；当时，肺癌领域也像全国很多领域一样，出现了严重的人才断档，若不尽快培养新一代接班人，眼下的大好局面是难以维持太久的。后来，经过张明和主任委员与委员会成员及全国肺癌界各位老前辈、老专家反复商议，最终在 1999 年第七届全国肺癌学术会议上，推选了来自广东的肺癌专家吴一龙教授担任新一届（即第二届）肺癌专业委员会主任委员。

吴一龙，广东汕头人，1982 年毕业于中山医学院（现为中山大学中山医

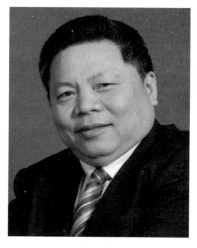

学院），1988—1989 年间曾赴德国西柏林肺科医院进修学习，时任广东省抗癌协会主任、中山医科大学肿瘤防治中心（现为中山大学肿瘤防治中心）主任、教授。

对于当年遴选新一届肺癌专业委员会主任委员的场景，直到今天吴一龙教授依然历历在目。

"接下来的事情就是培养年轻人了！"忆往昔，吴一龙教授仿佛又回到了那段激情燃烧的岁月，"肺癌专业委员会把外科手术、内科和放疗的专家全部组织到了一起。这是一项开拓性的工作，但是由于当时技术手段

吴一龙

非常有限，所以我们每次开会都是外科唱主角，内科、放疗做配角。就这样一路走下来，（使得）那几年的肺癌研究一直处于一个非常平稳的阶段。因此我们看到，20 世纪 60 年代、70 年代、80 年代在肺癌的治疗上几乎没有什么重大突破，所以之前肺癌协作组没有传承下来。讲到这里，我们就不得不提当时如何培养青年医生了。在 1986 年到 1999 年这十几年当中，以张明和主任委员为代表的老一辈肺癌工作者年事越来越高，培养接班人的问题已经迫在眉睫。因此，在张明和教授的领导下，我们国内几个肺癌界的老前辈聚集到了一起，其中包括孙燕院士。孙燕院士是内科出身，是核心人员但不是牵头人。他们考察的第一个人选就是廖美琳教授，她也是内科的。当时还有一个天津的张熙曾教授，是搞外科的；还有一个是四川的周清华教授，最后一个是我。就这样，我们四个被他们列为下一届肺癌专业委员会主任委员的候选名单。

我当时有一个特殊情况，就是刚从国外学习回来，有点初生牛犊不怕虎的劲头。记得在一次会议上，就是第一届全国胸心外科年会，我做了一个报告。报告的题目早忘了，内容是关于从 1945 年以来，在我们肺癌外科的发展中哪一些是好的、哪一些（教训）是值得吸取的，是一个总结性的报告。

但当时台下坐着的几位知名专家并不认识我，在我做完报告后，他们就相互交头接耳：这个年轻人是谁啊？哪里冒出来的？怎么作了这样一个报告？还做得挺好。他们哪里知道，我当时为了这个报告几乎花了整整五年时间，从出国前就已经在准备了，而且在回国后的一年多时间里也一直在做。所以我就给他们留下了较深的印象，但这还不够，那时候我刚好又有一个机会，我组织了一个团队，花了一年时间建立起了中国第一个贯穿全医院的信息系统。这个系统可以把挂号、收费统统联系起来。那时候我们用的还是 DOS，大家当时听都没听说过。

在这个信息系统做好之后，全国的肿瘤医院都跑到中山肿瘤医院来学习。我是主持人，而且具体的工作也参与了一些，所以我当时在全国也属于小有名气了。大家一下子都知道了，中山肿瘤医院那个'小年轻'挺厉害的。做完这个工作后，我被任命为广东省抗癌协会的主任，跟全国研究癌症的专家的联系也就更多了。有了前面所说的那段外科的经历，然后又做了这些工作，因此我开始在肺癌领域不断地发表一些文章。当时那个呼吸切除的概念，就是我首先提出来的；还有'种子淋巴清扫'的概念，也是我最早提出来的。就这样，他们觉得我是一个可造之才，就把我列进了肺癌专业委员会主任委员的候选人名单。

当然，跟廖美琳教授相比，我哪里比得上啊？还有张熙曾教授，我也是同样比不了的。这个比不是比资历和学术功底，因为我跟他们不是一代人。但他们在考虑人选时，张明和教授就说，我们这个协会要想长久地存在下去，就得选一个更年轻的主任委员。他提出来以后，让我感动的是廖美琳教授和张熙曾教授都同意了他的意见，主动将主任委员的位置让给了更年轻的我们。于是在 1999 年，肺癌专业委员会的委员们在浙江宾馆开了一次会，决定选一个年轻人来接任下一任主任委员。就这样，肺癌专业委员会的新一届主任委员人选便只剩下了我跟周清华教授。所以说张明和教授等于是在全国开了一个先例，因为当 1999 年成都全国肺癌会议选举我出任主委时，我成了整个抗癌协会最年轻的主任委员，大家都没想到！"

张明和教授非常信任自己亲自挑选的这位接班人，以至于到后来，当他不幸也患上肺癌时，他竟亲自点将由吴一龙教授负责对他进行外科治疗。

　　"在这个过程中，非常重要的一点就是张明和教授的支持。我对他非常尊重，所以我们几乎成了忘年之交。其实不光是张老，我那时跟肺癌领域的所有老前辈关系都很好，基本上都是忘年交。因此，当张明和教授后来因肺癌住院时，他说他只听两个人的意见：一个是廖美琳教授，一个是我。廖教授负责内科，我负责外科。他说他的病在外科方面就听吴一龙的，他说什么就是什么，其他人再也不要出什么主意了。你们理解吗？这实际上是对我最有力的支持。有了这样的支持，我自然就可以甩开臂膀大干一场了。所以我这个人不会讲话，在换届时也没有做什么工作，平时只知道干活儿、干事儿。你们说有哪位老人家不喜欢踏踏实实的年轻人？所以我也就顺理成章地成了他们老一辈重点培养的对象。"

　　吴一龙主委所提到的张熙曾教授，也是中国抗癌协会肺癌专业委员会历史上同样具有影响力的专家。

　　张熙曾教授 1933 年出生于日本京都，祖籍中国武汉，1958 年毕业于上海第二医学院（现为上海交通大学医学院）医疗系，后分配到天津市人民医院（1987 年更名为天津市肿瘤医院，后又改名为天津医科大学附属肿瘤医院），师从金显宅、王德元等著名肿瘤专家。

　　当时天津市人民医院没有胸科，仅能做一些贲门癌、乳腺癌等手术。为

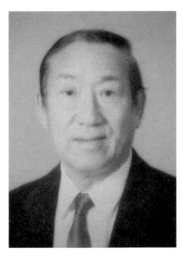

了创办胸科，金显宅教授责令王德元从事胸科工作，并把张熙曾也分配到了胸体组。为了填补胸科领域的空白，天津市人民医院开始请市结核病医院的安若昆教授来院指导胸科工作，同时还邀请了天津医科大学总医院胸外科的张天惠教授来院协助开展胸科手术。此后，医院又邀请了医学科学院的黄国俊、上海市胸科医院的黄偶麟及河南的邵令方等三位教授前来示范手术并讲学。但是由于病床较少、病员不多，进展不大。

　　1983 年，通过天津市卫生局考核，张熙曾被送往丹麦哥本哈根大学国家医院学习进

张熙曾

修了两年，主要从事胸外科临床与基础研究，并于 1983 年获得丹麦手术权，从而成为当时中国第一位获得外国手术权的学者。

1984—1985 年，中国抗癌研究基金会和中国抗癌协会先后成立，张熙曾被任命为抗癌基金会常务理事；中国抗癌协会则任命他为抗癌协会常任理事及副秘书长。他从此拥有了更多交流学习的机会，并得以经常在国内、国外出席各类学术会议。

在王德元、张熙曾的领导下，天津市人民医院胸科发表了众多文章，如肺癌的临床分析（ 统计本院肺癌临床手术、化疗及小细胞肺癌的综合治疗 ）等，并开展了肺癌袖状切除和肺动脉成形术，从而填补了天津市开展此类手术的空白；后又在全国率先开展针吸治疗，由 CT 医生、病理科医生及胸外科医生共同操作，当场得出病理诊断，并写出文章。

张熙曾教授在天津医科大学附属肿瘤医院从事胸外科临床工作将近半个世纪，对胸部肿瘤尤其是肺癌的诊断与外科综合治疗有着丰富的临床经验，开展了许多胸部难度较大的手术，其中"胸骨恶性肿瘤广泛切除及同种异体骨骼移植术"成功两例，且患者均存活九年以上，系国内外首创。

1985 年，张熙曾教授带领天津市四家医院参加了京、津及渤海环境综合研究，其成果荣获了国家科技进步二等奖。

1994 年，张熙曾教授设计了气管、食管曲形手术刀，并与李晓琳主任联合设计了食管扩张器，荣获了天津市卫生局该年度科技进步三等奖。

20 世纪 90 年代末，张熙曾教授带领研究生积极开展基础研究，其成果荣获了天津市卫生局 2000 年度科技进步三等奖。

1999 年，在第七届全国肺癌学术会议上，张熙曾教授被选为第二届肺癌专业委员会副主任委员。

此外，张熙曾教授还参与了《百科全书》《胸部肿瘤学》《肿瘤学》《食管成形术》《食管癌诊断与治疗》等著作的编写，并主编了《纵隔肿瘤学》一书，是《中国肺癌》《癌症》《肿瘤研究与临床》杂志的编委和《中国癌症》杂志的高级编委、《食管外科》杂志的副主编。

2013 年，因成绩突出，张熙曾教授被第十三届全国肺癌学术会议授予"中国肺癌研究终身成就奖"。

第四节　掌舵——那些年，那些事

> 在人难以到达的海底进行探险，确实让人匪夷所思，
> 但我相信，科学的进步终有一天会使海底变成通途的。
>
> ——儒勒·凡尔纳《海底两万里》

1999 年 9 月 4 日，第七届全国肺癌学术会议在四川省成都市隆重开幕，来自广东的吴一龙教授被选为肺癌专业委员会新一届主任委员，成了中国抗癌协会所有专业委员会里最年轻的主委。

"第一，我感到非常荣幸；第二，我觉得我们已经到了该做一些事情的时候；第三，就是我当时隐隐约约地意识到，我们在肿瘤治疗领域正面临着一些突变，因为在经历了 20 世纪 70—80 年代的停滞后，人类对于癌症的认识已经到了一个厚积薄发的关口。"在被问到当年当选肺癌专业委员会主任委员的感受时，吴一龙教授再一次打开了话匣子，"我之前确实也做了一些事情，比如说信息系统，然后在 1997 年，我又第一次接触到了循证医学的概念。循证医学的意思是'遵循证据的医学'，它不同于传统医学。传统医学是以经验医学为主，即根据非试验性的临床经验、临床资料和对疾病基础知识的理解来为患者诊治。

循证医学也并不是要取代临床技能、临床经验、临床资料和医学专业知识，它只是强调任何医疗决策都应该建立在最佳科学研究证据的基础之上。我是在全国最早推广循证医学概念的，后来还专门办了一份关于循证医学的杂志。我当时就意识到，在这一理论指导下，未来可能会在癌症治疗领域出现一些突变。这些突变是有广泛医学基础的，很多理解的人会把握到这一点。我们也许真的到了一个变化的时代，是可以做一些事情的。所以我觉得我做的这些是老一辈看重的，这就是为什么他们会选择我跟周清华的原因。周清华教授的手术做得很棒，单从手术的角度讲，他是一个非常合适的人选；而我呢，拿大白话讲就是什么东西都懂一点。另外我还有一些优势，比如说信息系统，我是比较早就掌握的，所以大家最终就选择了我。

　　当年还有一些别的事情，对我后来的工作是非常有帮助的。有段时间，我跟一帮统计学的专家在一起做中国肺病、肿瘤的流行病学统计，当时全国最知名的流行病学专家全在里面，而临床医生却只有我一个。我整天给他们分析这些流行病的临床情况。这让我学到了很多统计学的方法，把一些统计学的东西都用到了临床上。所以，我既有信息学的知识，又有统计学知识；我知道临床流行医学，也懂得循证医学。这个时候呢，当然就想寻求一些突破。

　　在我接手肺癌专业委员会后，我们主要做了几件事情。首先，我们重新建立了这个组织，不管是人员还是'规划'，这是毫无疑问的，一定要这么做；其次，我们把全国肺癌学会议的周期由三年变成了两年。同时，我们敏锐地意识到世界正在发生变化，恰恰就在我刚刚上任的 2000 年，靶向治疗开始大规模应用，也就自然而然地被我抓住机会了。"

　　吴一龙教授在这里所说的"规划"是指《肺癌防治规划》。该规划是肺癌专业委员会在第一届主任委员张明和教授的组织领导下，起草的有关我国肺癌防治的纲领性文件，自 20 世纪 80 年代制订以来一直没有更新过，随着时代的发展，早已跟不上形势。因此，吴一龙在上任后主抓的第一件大事，便是引进循证医学的概念，把《肺癌防治规划》改成了《中国肺癌临床指南》。

　　该指南一开始并没有正式出版，而是被做成一本手册，无偿地赠送给了基层医疗单位的医生，以便让他们在诊治肺癌时有章可循；后来不断完善、总结，每两年更新一次，终于在 2007 年推出了第一版，即《2007 中国肺癌临床指南》；从此势如破竹，很快便有了第二版、第三版，并最终成了国内诊断与治疗肺癌的金标准，在各级医院产生了巨大反响。《中国肺癌临床指南》是循证医学与中国医疗实践相结合的硕果，是循证医学科学性与强大生命力的又一例证。

　　吴一龙教授在出任肺癌专业委员会主任委员后所做的第二件大事，是领导中国肺癌团队参与了国际多中心临床研究 INTEREST。这是中国大陆肺癌学者所参与的第一项国际多中心临床试验。说到这里，我们有必要先对近年来风靡全球的肿瘤分子靶向治疗技术做一个简要说明。

　　靶向治疗是指在细胞分子水平上，针对已经明确的致癌位点的治疗方式。该位点可以是肿瘤细胞内部的一个蛋白分子，也可以是一个或一组基因片段。

可设计相应的治疗药物，使之进入人体内与该致癌位点特异性结合，从而使肿瘤细胞死亡，却不波及肿瘤周围的正常组织细胞。所以分子靶向治疗又被称为"生物导弹"。

所谓的"生物导弹"可以是一项技术，如激光、射频、微波、X射线及聚焦超声波等；也可以是一种注射针剂或口服剂类药物。本篇所涉及的分子靶向治疗药物则属于后者，即表皮生长因子受体（EGFR）抑制剂，简称EGFR-TKI；而EGFR则被认为是人类非小细胞肺癌的致癌位点。INTEREST研究就是关于第一代EGFR-TKI靶向药物吉非替尼对比化疗药物多西他赛二线治疗晚期非小细胞肺癌的全球Ⅲ期多中心临床试验。

2004年，以吴一龙教授为首的中国肺癌学者正式加入了INTEREST研究。"由于中国的参与，该研究的15%入组人群选择了中国患者。虽然在这项研究中中国研究者的角色只是参与，但是这一研究首次让中国的肺癌研究团队感受到了临床研究严谨、严格甚至是严苛的魅力。正是从这项研究开始，中国才真正拥有了完整的临床试验团队，从而迈出了肺癌临床研究的第一步。它对中国肺癌研究的影响是无与伦比的。"

"还有一点也很重要，就是通过这一临床试验，我们把所有的人都团结起来了！"在谈到INTEREST研究的意义时，吴一龙教授感慨地补充道，"因为大家有事情做了，而不再是为了一个形式，每年开完会便各奔西东。慢慢地，大家就觉得越来越亲了。在靶向治疗出现后，不光是外科，内科也团结起来了。再不像当年我刚接手那会儿，大家老抱怨内科没地位，因为那时肺癌主要还是手术治疗嘛！靶向治疗出来后就全变了，所做的第一项研究就是由内科出身的孙燕院士牵头的，年轻一点的是廖美琳教授，然后就是我，

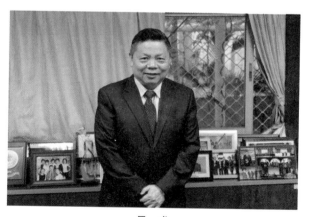

吴一龙

另外还有放射治疗领域的专家，大家全部融合在了一起。所以，在所有肿瘤领域，肺癌界是最团结的，'多学科'也是搞得最好的。由我们这些人在一起做这个事情，简直是百年一遇。这样的机遇是革命性的，很幸运被我们抓到了。"

INTEREST 研究不仅锻炼了我们的肺癌队伍，更团结了我们的抗击肺癌阵线，从而为我国的肺癌研究迈上快车道打下了坚实的基础。

然而这一切仅仅只是开始，当时国际 EGFR-TKI 研究领域正面临着大起大落的动荡局面，既有让人欣欣鼓舞的结果，又有令人沮丧的结局，而临床特征、EGFR 过表达、EGFR 扩增、EGFR 突变究竟哪个能够指引发现获益人群，也引起了广泛的争议。

在这样动荡的局势中，2006 年，以香港中文大学的莫树锦（Tony Mok）教授和肺癌专业委员会主任委员吴一龙教授为核心的亚太研究团队，又以超人的大智慧，设计开展了 IPASS 研究。该研究选择了具有获益临床特征的人群——非吸烟或曾经轻度吸烟、病理类型为腺癌的亚洲初治晚期肺癌患者，随机接受吉非替尼治疗和紫杉醇联合卡铂治疗，以对比二者的效果并收集患者的肿瘤组织标本，探索各种可能的生物标志物的预测价值。结果显示，吉非替尼组获得了更优的 12 个月无进展生存率和客观缓解率；而基于生物标志物的亚组分析发现，EGFR 突变阳性患者接受吉非替尼治疗的疗效与 EGFR 野生型患者相比具有巨大差异。

本研究首次证实了 EGFR 突变是 EGFR-TKI 最重要的可预测性生物标志物，从而拉开了基于生物标志物选择合适受益人群的"精准医学"的序幕。此后，类似设计的多个临床研究重复验证了 IPASS 试验的结论，也巩固了 IPASS 研究所建立的治疗模式和理念。IPASS 研究因此成了世界肺癌发展史上的里程碑，并使中国的肺癌研究团队一举成为国际医学界瞩目的焦点。

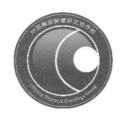

中国胸部肿瘤研究协作组
Chinese Thoracic Oncology Group (CTONG)

2007 年，吴一龙教授趁热打铁，又与时任肺癌专业委员会副主任委员的陆舜教授、上海市肺科医院的周彩存教授、中山大学肿瘤医院的张力教授一道，创建了中国首个多中心临床试验组织"中国胸部肿瘤研究协作组"（Chinese Thoracic Oncology Group，CTONG），从而为中国的肺癌研究者提供了一个良好的协作平台，标志着我国的肺癌研究从此开创了更新、更高的领域。

此后，由 CTONG 副主席、上海市肺科医院周彩存教授牵头，开展了以生物标志物为指导的 CTONG0802（OPTIMAL）研究。该研究旨在比较厄洛替尼或化疗在 ⅢB– Ⅳ期 EGFR 突变阳性非小细胞肺癌中的疗效和耐受性，并在世界上首先证实了一线使用厄洛替尼的疗效优于化疗，中位无进展生存期（progression–free survival，PFS）为 13.1 个月和 4.6 个月。由 CTONG 副主席、中山大学肿瘤医院张力教授牵头，开展了 CTONG0804（INFORM）研究。该研究探讨了晚期非小细胞肺癌患者一线化疗后吉非替尼维持治疗的价值，结果显示，相对于安慰剂组，吉非替尼组的无进展生存期得到了显著延长。

而 CTONG 主席吴一龙教授与香港中文大学 Tony Mok 教授则联合设计、开展了 CTONG0902（FASTACT– Ⅱ）研究。该研究是一项随机、双盲、对照、多中心的 Ⅲ期临床研究，旨在探讨厄洛替尼与化疗间插治疗对比化疗联合安慰剂在晚期非小细胞肺癌患者身上的疗效。结果显示，厄洛替尼间插化疗能获得更长的中位无进展生存期和总生存期。由 CTONG 秘书长、广东省人民医院的周清教授牵头开展了 CTONG0806 研究。该研究在 EGFR 野生型晚期非鳞非小细胞肺癌患者中，二线对比吉非替尼与培美曲塞的疗效，结果显示在野生型患者中化疗优于靶向治疗。该研究结果最终发表于《肿瘤学年鉴》（Annals of Oncology）。

CTONG 在创建后短短几年内便取得了举世瞩目的成就，从而一跃成为一支国际肺癌研究的生力军，也使得中国成了 EGFR 类新药研发的主要基地。CTONG 就像一座舞台，令中国的肺癌研究者终于有机会可以一展自己的才华；同时它又像一座桥梁，联通了中国和世界的肺癌临床试验。它对我国肺癌事业的发展，做出了无可替代的贡献。

在第二代、第三代 EGFR–TKI 的重要临床试验中，中国研究者继续处于领跑地位。第二代 EGFR-TKI 阿法替尼与一线化疗头对头比较的两个 III 期临床研究 LUX-Lung 3 和 LUX-Lung 6 分别在全球和亚太地区开展。LUX-Lung 3 研究有 25 个国家的 133 个研究中心参与，入组 345 例患者；而 LUX-Lung 6 仅有 3 个东亚国家的 36 个研究中心参与，入组 364 例患者。吴一龙教授担任了本研究的 leading-PI（第一作者），入组患者有 89.8% 来自中国。这充分显示了东亚国家尤其是中国在肺癌研究领域的资源优势以及中国研究者在第二代 EGFR-TKI 研发中的重要贡献。这两项 III 期临床研究取得了一致的结论，最终证实阿法替尼优于一线含铂双药化疗，为阿法替尼在 EGFR 突变阳性晚期非小细胞肺癌治疗中的一线地位提供了高级别临床证据。

此外，中山大学肿瘤医院的张力教授作为中国 PI（主要作者），参加了阿法替尼对比吉非替尼的 LUX-Lung 7 研究；上海市胸科医院的陆舜教授作为中国 PI（主要作者）参加了阿法替尼对比厄洛替尼治疗晚期肺鳞癌的 Lux-Lung 8 研究，为阿法替尼获得"一线 EGFR 突变阳性晚期非小细胞肺癌和二线鳞癌"提供了重要数据。

在另外一项第二代 EGFR-TKI Dacomitinib 对比吉非替尼治疗 EGFR 突变阳性晚期非小细胞肺癌患者的 III 期临床研究（ARCHER 1050）中，中国入组了超过半数的患者，结果证实第二代 EGFR-TKI Dacomitinib 的疗效优于吉非替尼，但腹泻、皮疹和黏膜炎等不良事件发生的频率更高。吴一龙教授是本研究的第一作者，再次显示了中国学者在肺癌研究中的重要贡献与地位。

同样，第三代 EGFR-TKI 奥希替尼对比传统化疗治疗 EGFR-TKI 耐药后 T790M 阳性的晚期非小细胞肺癌的 III 期临床研究 AURA 3，由 Tony Mok 教授与吴一龙教授共同设计、主导，结果肯定了奥希替尼在 EGFR-TKI 耐药后 T790M 阳性患者治疗中的地位，建立了第一代或第二代 EGFR-TKI 耐药后 T790M 阳性患者的标准克服耐药治疗策略。

从第一、第二和第三代 EGFR-TKI 的发展历程中可以看出，几乎每项重要的研究成果都有中国研究者的参与。从参与到主导，从跟跑到领跑，从见证历史到创造历史，中国研究者在这个舞台上已经成了主角。而这一切的成就都源自于最初的 INTEREST 研究，都是在吴一龙教授出任肺癌专业委员会主任委员后取得的。

在谈到这些成就时，吴一龙教授轻描淡写地说："其实这也没有什么大不了的，临床实验无非是让我们用循证医学的理论去寻找证据，然后再把抗癌协会的这些东西应用进来。两者虽然理念不同，但最后还是被我们捏合在了一起。我们过去虽然也做了一些临床试验，但是那时候还没有现在这些概念的，你把它换一个地方，换一个环境，它是必然会失败的。但是通过这些失败，我们吸取了许多教训。我们现在再回过头看看当时的几个例子就明白了。

在20世纪80-90年代的时候，我们每做完一例手术，晚上都要回去看看患者。记得有个患者是由我的老师主刀，我去给他当助手。手术进展得倒是相当顺利，但我发现有痰卡到了气管里出不来，患者呼吸非常困难。我赶紧帮他吸痰，他的情况有所缓解。之后，我守到凌晨2点，然后就离开了。在临走时我交代值班医生要特别注意这个患者，可能还会有痰溢出来。但在我离开后总是觉得很不安，隐隐约约地感到要出事情，果不其然，当第二天早上再回到病房时，我发现患者已经去世了。

我当时就问值班医生，我花了那么大工夫，临走时还特别交代要注意痰的问题，最后怎么还是因为痰导致患者去世了？你们从这个例子中就可以看到，我的处理方式和别人是不同的。当时其他人只会就事论事地责备那个值班医生，为什么不给他吸痰？为什么不给他用药？……我却意识到这是我们的整个体系出了问题。为什么我能意识到这一层呢？就是因为我比别人更早地接触到了循证医学。"

当时，中国肺癌临床研究正处在收获的季节。自2016年以来，中国肺癌领域不断收获着过去几年间耕耘的成果。2016年初，由吉林省肿瘤医院程颖教授牵头所开展的JMIT研究，旨在对比吉非替尼同步联合培美曲塞和吉非替尼单药一线治疗EGFR突变的东亚晚期非小细胞肺癌患者，结果显示双药联合的疗效显著优于吉非替尼单药，对目前EGFR突变阳性靶向治疗单药一线标准治疗的地位提出了挑战。其结果发表于《临床肿瘤学杂志》（*Journal of Clinical Oncology*）。

2016年底，吴一龙教授在世界肺癌大会全体会议上报告了CTONG

1201（BRAIN） 研 究，这是第一项"头对头"比较 EGFR-TKI 埃克替尼与化疗联合全脑放疗对 EGFR 突变阳性多发脑转移非小细胞肺癌疗效的临床研究，其结果首次证实埃克替尼相比标准治疗具有 显 著 的 获 益。在 2017

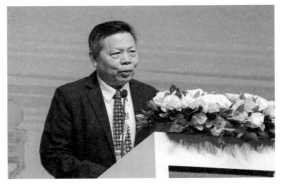

吴一龙

年 6 月的美国临床肿瘤学会年会上，吴一龙教授又代表 CTONG 团队报告了 CTONG 1104 （ADJUVANT）研究结果，这是第一项吉非替尼与化疗"头对头"辅助治疗比较术后 EGFR 突变非小细胞肺癌的疗效和安全性的 Ⅲ 期多中心临床试验。结果显示，与化疗组相比，吉非替尼组患者获得了更长无疾病生存期，这表明吉非替尼术后辅助治疗或可成为可切除 N1 / N2 EGFR 突变非小细胞肺癌患者的治疗方案之一，有可能改变肺癌术后辅助治疗的临床实践。

在收获的同时，中国的肺癌研究者并没有停止耕耘。CTONG 1505 是国内首个伞式临床试验"CLUSTER"研究，同时探讨了 KRAS、cMet、ROS1 等多生物标志物指导临床治疗的可行性，目前入组已经结束，正在治疗、随访中。

"CTONG 1509 是中国的'A + T'研究，是贝伐珠单抗联合厄洛替尼对比单药厄洛替尼治疗伴有 EGFR 突变的晚期非鳞非小细胞肺癌的 Ⅲ 期随机对照研究，研究结果有望改变目前一线 EGFR-TKI 单药的标准治疗。CTONG 1510 则旨在探讨 EGFR 突变阳性晚期非小细胞肺癌患者在一线 EGFR-TKI 耐药后培美曲塞联合或者不联合顺铂的疗效和耐受性差别，研究结果将回答在这种情况下所谓'含铂双药'是否还是化疗金标准。"（周清、魏雪武、高欣，2017 年）

与此同时，更大规模的伞式临床试验正在酝酿和筹备中……这些研究都是未来几年中将影响或改变临床实践的重要研究。此外，近几年国内制药企业研发实力明显提升，自主研发的创新药如三代 EGFR–TKI 艾维替尼，已在国际上崭露头角。这些自主研发的创新药物，无论是给制药企业还是给研究者都将带来更多的发展机会。

综上所述，我们相信，在中国抗癌协会肺癌专业委员会的领导下，我国的肺癌防治事业必然前途光明。

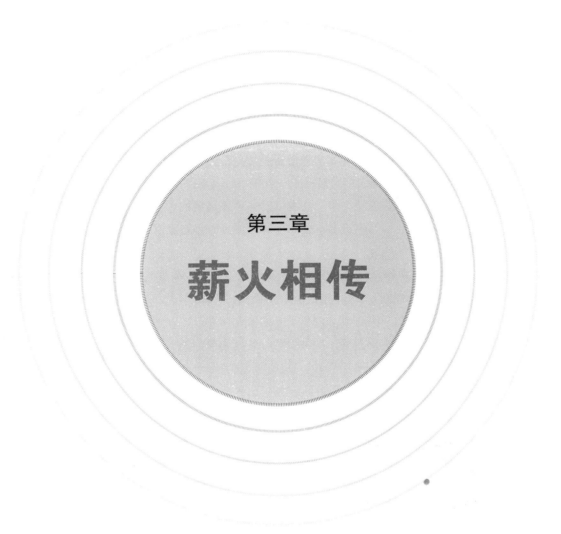

第三章

薪火相传

第一节　追根溯源

> 热爱传统从来没有削弱过一个国家，传统就是生死时刻用来救命的。
>
> ——丘吉尔

中国的肺癌研究之所以能取得如此辉煌的成就，固然是以张明和、吴一龙为代表的历届肺癌专业委员辛勤耕耘的结果，但也和许许多多的肺癌工作者，尤其是老一辈胸外科专家的努力密不可分；因为在医学技术尚不发达的当时，外科手术几乎是治疗肺癌的唯一有效手段。正是由于他们的不懈努力，才奠定了我们今天肺癌研究腾飞的基础。在硕果累累的今天，我们很有必要追根溯源，再对他们的事迹做一些回顾，以便更好地激励后来者不忘初心、砥砺前行。

在所有老一辈胸外科专家中，张纪正的名字是不应该被遗忘的。

张纪正医生出生于 1905 年，山东潍县人，1928 年进入北京协和医学院学习，获博士学位。1931 年，张纪正从协和医学院毕业，留院做了外科住院医师。从留院工作到 1937 年，分别担任了协和医学院的外科医师、医师长、副教授兼胸外科主任。1937 年秋，在由美国洛克菲勒基金会资助的清华大学赴美留学生中，有一个胸外科名额。张纪正在近百名考生中脱颖而出，以优异的成绩获得了到美国密歇根州大学医学院胸腔外科进修学习的机会。此后，他获得了该院外科硕士学位，并取得了美国医学会会员资格。张纪正本可以选择留在美国，享受优渥的物质条件和良好的学术环境，但他毅然决然地回到了当时还处在战乱中的祖国。1940 年，他回国后选择继续在协和医院从事临床医疗工作，实现了自己救国救民的夙愿。

然而，正当张纪正的事业蒸蒸日上之时，日本帝国主义也加紧了对中国的占领。张纪正目睹了侵略者的暴行，在一个寒冷阴暗的

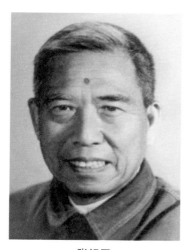

张纪正

夜晚，日本人突然闯进协和医院，把整个院落团团围住。正在为患者诊断、手术、护理的医生、护士等所有人员，都被赶出了房间，然后又像犯人一样被押解出去。一些能够自行走动的患者随医护人员被一起赶出了医院，而那些不能走动的重病患者，则被活活地折磨致死，有的甚至死在了手术台上。

张纪正先生不堪忍受日本人的羞辱，冒着生命危险，与同样来自协和的骨科专家方先之、妇产科专家柯应夔、血液内科专家邓家栋等在天津创建了天津天和医院，意思是"天津的协和医院"，并在 1941 年成功地进行了我国、同时也是亚洲第一例"左全肺切除术"，张纪正成为中国医学史上第一位开展切除一侧全肺手术并获得成功的医生。

在 20 世纪 40 年代的天津医疗界，张纪正的名字是权威的代名词。在国难沉重之际，张纪正医生以救死扶伤为天职，深切同情生活在水深火热之中的劳苦大众。他从不嫌弃患者，有钱没钱都看病，上至市长、省长，下至脚夫、贩妇，他都一视同仁。他的手术做得又快又好，别人问他为什么做这么好，他操着家乡话回答说："我就是把手术看成是雕刻家在雕刻一件艺术珍品，尽最大能力保留最有用的部分，对人体有害的东西则彻底清除，而且做起手术来绝不手软，否则患者会更加痛苦。"

远在老家的乡亲听说张纪正当了大医生，也都纷纷跑来天津投奔他。这些人往往只带了来天津的路费，所以吃、住、看病乃至回家的费用都要由张纪正负担。据张纪正医生多年的同事回忆，当时随便问天津哪个拉洋车的，他们都知道天津卫有个张纪正大夫。当年天津人称这些人力车夫为"拉胶皮的"，他们生活在社会的最底层，一年四季，风里来雨里去地拼命拉车也难以糊口，再加上许多人年老体弱，是肺结核的高发群体。在那个年代，一旦染上了肺结核，几乎就等于被判了死刑，而且由于无法及时治疗，往往在被发现时已经到了传染性极强的空洞期，就连家人也会嫌弃。但张纪正医生怀着一颗救死扶伤的悲悯之心，总会亲自为他们诊治，并经常亲切地拉着他们的手，以老朋友的口吻安慰他们说："没事儿，会好的，放心吧！"这给患者带来了极大安慰，激发了他们生存下去的信心。

20 世纪 50 年代，张纪正医生组建了天津市第一结核病防治所，并亲自担任所长。他吸收先进经验，研究出了对付结核病行之有效的方法。随后，他进入天津市胸科医院，担任胸外科主任。

作为一名著名的胸外科专家，张纪正在医学界德高望重。他是天津九三学社成员，中华医学会天津分会理事，天津市第一中心医院、天津市胸科医院胸外科主任，是天津市政协第五、第六、第七届常委，著有《外科手术105例面面观》等医学专著。

20世纪40年代，在与张纪正同时代的人物当中，还有一位先驱，那便是我国心胸外科的奠基人之一、中国科学院院士、著名胸科专家黄家驷先生。

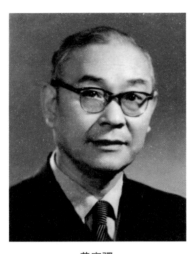

黄家驷

黄家驷先生1906年7月生于江西省玉山县城，1919年，受新文化思想影响，13岁的黄家驷和家塾中的几位堂兄在南昌进入了新式学堂。年纪最小的家驷品学兼优，后来考入了当时最好的省立二中。

1928年，黄家驷以优异的成绩考入了协和医学院。

1933年，他从协和医学院毕业，并获得了医学博士学位，其后受聘于协和医院，任外科住院医生。1935年，他离开协和，开始在国立上海医学院就职，先后任住院医师、总住院医师、助教、讲师和副教授。

1937年，淞沪会战爆发后的第二天，黄家驷先生即任上海医学院医疗队的副队长，前往无锡筹建伤兵医院。上海沦陷后，上海医学院筹划内迁昆明。当时黄家驷刚在上海建立家庭，但他毅然离开上海随院迁到了昆明。由于得到了妻子的充分理解和支持，他在工作之余夜夜苦读，终于在1940年获得了清华大学唯一一个留美的医学生名额。

1941年，黄家驷先生远渡重洋，来到美国密歇根大学学习。1943年，他通过了美国的全国专家考试，取得了外科专家称号，并同时获得外科硕士学位。他对结核性支气管炎的病理学问题进行了深入的研究，取得了出色的学术成就，为美国早期胸外科事业做出了贡献。由于他的工作突出，后来在1951年，他被推选为美国胸外科专家委员会创始会员。但是因为中美两国的外交关系已经中断，他的当选通知书和证书不得不被搁置了 28 年，直到 1979 年中美恢复建交后，他再次应邀访美，才算拿到了这些文件。

1945 年，抗日战争胜利刚两个月，黄家驷先生即搭乘太平洋上第一班通航的美军运输机，赶回了当时千疮百孔的祖国。在印度换乘飞机时，他的行李不幸全部丢失，只有一套随身携带的胸外科手术器械被完好无损地带了回来。

当时祖国大地满目疮痍，黄家驷先生过去工作过的医院早已被日本人糟蹋得不成样子。他不畏艰辛，在上海医学院附属中山医院和红十字会医院创建了胸外科，并且完成了世界上首例"在控制压力麻醉下的开胸手术"。他确立了各种类型的肺切除和食管切除手术术式，较早地在国内开展了动脉导管结扎术和窄缩性心包炎的外科治疗，是我国胸腔外科的奠基人。

1950 年，黄家驷先生对自己已完成的 50 余例肺切除术进行了经验总结；1953 年，又发表了《为肺癌的早期诊断而呼吁》一文，在国内引起了重大反响。以下是一篇纪念短文，谨此缅怀和致敬黄家驷先生。

黄家驷疲惫地从手术台上走下来。无可奈何的心情笼罩在他的心头。当他拿着那把从美国带回来的手术刀，划开患者胸腔时，他急切地盼望着自己从国外学习的手术技术能够帮到这位患者。

当患者的胸腔被打开的时候，黄家驷觉得很悲哀。癌肿已经长到小皮球般大小——就像它的英文名字 cancer 一样，螃蟹似的张牙舞爪地盘桓在患者的肺里。又是一位不能手术治疗的患者，他来得太晚了。黄家驷拿着手术刀顿了片刻，思索着是不是还有切除的可能，哪怕只有一点点的机会。最后，他还是把手术刀放下了，并为患者进行了缝合，因为"螃蟹"的爪钳已经穿破了他的胸壁，伸向了他的肩胛下窝。

患者来到他面前的时候告诉他，胸口很痛。这时候黄家驷已经感觉到不妙了，因为他知道只有当肿瘤蔓延至胸膜及胸壁的时候，患者才可能胸痛。这也意味着患者的病情已经进展到晚期。胸痛在当时是肺癌患者的一个常见症状，因为绝大部分来就诊的患者都是晚期患者。或者说患者只分可以手术的晚期或者不能手术的晚期患者。而我们知道手术对于肺癌来说是早期更有效的。

黄家驷翻开了既往的经入院检查后确诊为癌症的病例，细数下来，五年间上海中山医院一共收治了 42 位肺癌患者。他们中真正进行肺切除手术的只有 6 个人，而能承受开胸手术探查是否能进行肺切除的也只有 13 人。其余 29 例均已不能进行开胸手术了——因为肿瘤已经远处转移，或是蔓延至气管。还有一位患者病得实在太重，入院的当天就离开了人世。

尽管当时宣传肺癌是能治疗的，手术可以起到良好的治疗效果。你看中国或是说亚洲第一例进行肺癌手术的患者手术后生活了十年，最后死于其他疾病。可是统计下来，确诊后进行肺癌治疗的患者中能进行肺切除手术的不超过 15%。就是说 42 位肺癌患者，只有 6 位做了肺切除手术。接受手术的这些患者都像亚洲第一例做肺癌手术的患者那样幸运吗？不是的。因为他们也都是晚期患者。一位在手术时去世，一位在手术后两日去世。剩下的四人也都没有撑过两年就离开人世了。

全肺切除是当时公认的唯一根治方法，但来到医院的患者都已经错过了手术的时机。于是黄家驷在 1953 年发表了一篇引起全国轰动的文章：《为肺癌的早期诊断而呼吁》。

20 世纪 50 年代，人们对于肺癌甚至是肿瘤的认知十分有限。我们知道中国现代医学的发展起源于西方国家。当时的传教士来到中国宣传基督教的同时，也带来了西方的医学与药品。有一个大的世界历史背景，就是在 20 世纪 40—50 年代，美国新研制的药物爆发式地应用于临床，并且取得了巨大的社会影响。常用的新药以前无古人后无来者的惊人速度出现。短短十年间研发的新药数量总和与 1940 年之前药品的总数持平，其中最具代表性的药物就是抗生素。

抗生素的问世改变了人类的命运，也是全人类医学乃至历史的重大转折。显而易见的是，抗生素极大地抑制了因感染造成的死亡。"二战"期间，抗生素的使用极大地降低了士兵的死亡率；在公共卫生意识极其低下的过去，原本在几周之内可以造成大规模死亡的传染病——伤寒，也消失了。医疗条件的极大改善，造成了一种错觉：在疾病面前，人类是无所不能的。

当高致命性的传染病退出舞台时，古老又神秘的癌症悄然浮出了水面。人们对于癌症的机理几乎一无所知。但是在这样的背景下，急速的发展催化了人们内心的躁动。癌症的基础研究极其不受重视。早在 1899 年美国就有人提出，癌症总有一天会超越天花、伤寒、肺结核，成为全国最主要的死亡原因，但是这一言论一直被视为"危言耸听"。美国，"二战"乃至今天的科技翘楚，对癌症的研究尚不透彻，而在当时一穷二白的中国，正处在向西方国家学习的初期，想要了解癌症是怎么回事更是"天方夜谭"。

黄家驷的初心其实很简单：如果这些病例能早一点确诊，就有更多的患者可以被治疗，手术的效果就能更好一些。但是怎样早一些确诊呢？他分析发现在这 42 份病历中，大多数患者在早期均曾就医，延误诊断与治疗的责任在于医生而不在患者。

肺癌早期只有咳嗽等常见症状，极易被误诊为伤风感冒；到了晚期，出现咯血等较为严重的症状时，又会被认为是肺结核。当时国内肺结核正是大规模肆虐的时期，肺癌的误诊应当说是"历史的必然"。作为中国第一个倡议肺癌早期诊断的发声，是面向医学界。黄家驷论断：肺癌的唯一根治方法是早期诊断及早期全肺切除。

不过对于一种神秘的疾病，受科技水平的限制，早期诊断的可能性在哪里呢？黄家驷提出：35 或 40 岁以上的患者具有轻度的呼吸系统症状，经数星期不愈即应进行各种检查，才能使大多数患者得到早期诊断。

黄家驷的倡议在当时引起了轰动，并在后来肺癌学界的诸多接班人心中种下了种子。后来徐昌文教授与吴善芳教授提到，这篇为争取肺癌早期诊断的论文，明确地指明了这项工作的努力方向。然而事态的发展并没有像理想中的迅速好转。在随后的三四十年，肺癌的早期诊断并没有质的突破。

20 世纪 50 年代，诊断技术有 X 射线检查、支气管镜检查、痰液瘤细胞检查以及开胸探查。X 射线检查可以作为最初的线索反映肺癌的病理，对于未出现临床症状的早期肺癌也能显示一些异常。但是肺癌早期的 X 射线检查结果不易与肺结核、肺炎、肺脓肿等疾病区分。尽管在当时肺癌已经不再是罕见病，但对比肺结核、肺炎等常见病仍是少数。所以当时 X 射线作为肺癌预防性检查是被很多人质疑的。苏联学者奥悦尔郝特氏曾经用 X 射线对 7892 人进行预防性检查，疑似肺癌的患者一共 286 位，其中 191 例进行开胸手术来探查，共发现 39 例恶性肿瘤。也就是说恶性肿瘤病例仅占因患者被怀疑患了肺癌而进行开胸确认的 20.42%。直接开胸探查是当时公认的最可靠的诊断方法。这样的确诊率，意味着每十个患者中有八个没有患肺癌而被开了胸。但仍有日本学者认为，未引起肺外转移的肺癌早期病例，由于手术切除率为 100%，而其永久治愈率为 40%，基于这个数字，当临床症状与 X 线检查疑似肺癌时，尽管支气管镜检查与细胞学诊断均显示阴性，也应立刻开胸确诊，而不是继续观察。

支气管镜检或痰液的细胞学检查，对肺癌的确诊均无决定性意义。当时的支气管镜检查十分局限，检查范围仅能达到较大的支气管，个别肺叶或段支气管由于解剖位置的关系不能被很好地观察；因此对于中央型肺癌的确诊率就比较高，对于周围型肺癌的确诊率就很低。痰液的细胞学检测在当时并未呈阴性，并不意味着患者没有患肺癌。一是因为中央型肺癌才有可能在痰液中检测出癌细胞；二是癌细胞检出要有癌细胞脱落，对于早期患者没有癌细胞脱落也是正常的事情。更何况在 20 世纪 50—60 年代，痰液的细胞学检测还不普及。

当肺癌被"掩埋"在肺结核之下，医生及患者对于肺癌的认识程度低，技术手段有限的情况下，肺癌早期诊断的推广是相当困难的。简单来讲，这是个哲学辩证问题。就是如何基于现有的、简陋的、用于肺部常规检测的手法让没有肺癌筛查意识的医生和患者协同，对肺癌进行确诊。

三年以后，黄家驷上书卫生部，倡议成立了上海市胸科医院。这家医院继承了他呼吁我国肺癌早期诊断的理念，成为国内最早系统开展肺癌工作的医院。

1954 年，黄家驷当选为全国人民代表大会代表，此后，他还当选了第二、第三、第四届全国人大代表和第五、第六届全国政协委员。1955 年 8 月，他光荣加入中国共产党。当时他在《解放日报》上发表了《终生难忘的日子》一文，表达了他愿为人民奉献一切的决心。

1955 年，黄家驷先生被聘为中国科学院生物地学部委员。1956 年，他参与制订了《全国 12 年科学技术发展规划》，在中央直接领导下，筹划和部署了我国医药卫生事业的发展路线。

1957 年春，黄家驷先生开始主持编写外科学教科书。1958 年，《外科学各论》一书完稿，并于 1960 年 5 月正式出版。此后，在《外科学各论》

的基础上，他又补写了《外科学总论》，而《外科学》（第二版）也于1964年出版，多年来，该书作为全国医学院校的标准教材，深受广大师生的好评。

1958年，黄家驷先生调任中国医学科学院院长，在卫生部的直接领导下，全面负责这个下设四个医院和十几个研究所的综合性医学科学研究机构。他同时还兼任国家科委医学组副组长、卫生部医学科学委员会副主任、中国科学院主席团成员、中国科学技术协会副主席、中华医学会副会长、中华医学会外科学会主任委员等职务。另外，黄家驷还承担了一些中、英文医学杂志、外科学杂志以及医学书籍的编辑工作，是《中华医学》外文版和《中华外科》杂志的主编。

1977年8月4日，黄家驷先生出席了邓小平同志主持的部分科学家和教育工作者座谈会，受到了极大鼓舞。年底，黄家驷先生参加了全国科学技术规划会议。1978年春，全国科学大会和医药卫生科技大会相继召开，他起草了给邓小平等中央领导同志的信，提出中国医学科学院应建成门类齐全，科研、教学、医疗、预防相结合，密切协作的医学科学中心；应在北京集中力量，恢复基础理论研究。

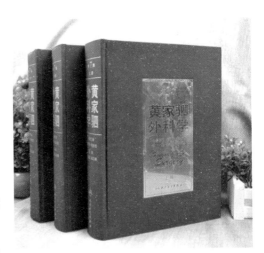

黄家驷外科学

1981年，面临科研体制亟须改革的局面，黄家驷先生再次与老一辈科技工作者联名给邓小平和胡耀邦同志写信，指出由于重视度不够，基础研究和应用研究很少，缺乏理论储备，因而极少有创造性的成就。他重申医科院的方向应以应用基础理论为主，以科研为中心，研、教、医三者结合，从而完成出成果、出人才的任务。

黄家驷先生不顾年老体弱仍辛勤工作，1984年，他计划于5月14日主持全国生物医学工程学会理事会，但在赶赴会议的途中因心脏病复发与世长辞，享年 78 岁。

噩耗传来，震动了国内医学界。正在开会的六届全国政协医药卫生组中断会议议程，全体代表起立静默致哀，国内外唁电、唁函如雪片般飞来。同年 5 月 23 日，黄家驷同志的追悼会在八宝山革命公墓隆重举行。万里、严济慈、周培源等党和国家有关领导人出席了追悼会，李先念、邓颖超、万里、方毅、陈慕华、李鹏、严济慈、杨静仁、周培源等赠送了花圈。

在我国的胸心外科领域，还有一位大师级的人物我们不应该忘记，那便是被誉为"我国胸心外科拓路人"的顾恺时教授。

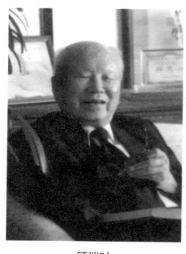

顾恺时

顾恺时教授于 1913 年 1 月出生，江苏启东人。祖父顾西樵为农民，有五子二女，其父排行第三，名顾南群，早年留学日本，毕业于日本医科大学。顾恺时教授是南洋医院的创始人，南洋医院为南洋医科大学实习医院，顾教授的叔叔是这所医科大学的外科教授，曾任国民党空军总医院院长。

顾恺时教授受家庭熏陶，走上了从医的道路，从省立上海中学毕业后，他进入天津南开大学医科。"九一八"事变后，他转入国立上海医学院。1938 年，顾教授从上海医学院毕业，先后在中山和华山医院担任实习医师、外科住院医师、主治医师，随后到南洋医院任职。

顾恺时教授在胸心外科领域辛勤耕耘，逐步形成了以"严谨、细微、轻柔、利落与快捷"著称的外科风格，并培育了以上海市胸科医院为代表的"顾氏胸心外科学派"，成为我国胸心外科的主要奠基人之一。

中华人民共和国成立前，中国的西医外科十分落后。这种落后状况时时鞭策着年轻的顾恺时。在美期间，一次偶然的机会，他因患椎间盘突出症住进了美国著名的梅奥诊所接受治疗，仅仅几天时间便康复出院。这让顾恺时为美国医师的精湛医术感到震惊。他就此发誓，一定要到梅奥诊所学习，并将学到的真本领带回祖国，让中国拥有自己的"梅奥诊所"。但在当时，一个贫穷落后国家的留学生要想在"梅奥"工作，简直比登天还难。振兴祖国医学的强烈愿望促使他下定了决心。果然，顾恺时的执着感动了当时哈佛大学的胸外科权威斯威特教授。他感到这位来自中国的青年医师志向远大、潜力无穷，如果不加以培养将是医学界的损失。于是在斯威特教授的帮助下，顾恺时终于获得了梅奥、哈佛等著名医学中心学习进修的机会，为他今后事业的腾飞打下了坚实的基础。

中华人民共和国成立前夕，顾恺时怀着要建成一个中国"梅奥诊所"的雄心和振兴中国胸心外科的壮志，毅然踏上了回国之路。中华人民共和国成立后，顾恺时先后担任了南洋医院、上海市胸科医院院长，开始了他在医学领域的不懈探索。

20世纪50年代的中国，结核病蔓延，无数人被"痨病"夺走了生命。开放性结核空洞是当时令外科医生束手无策的大难题，怎样让这些结核空洞关闭，成了当时顾恺时教授和他的学生们的攻关课题。

作为我国胸心外科的创始人，早在1951年，顾恺时教授就开展了治疗支气管扩张、肺脓肿肺叶切除术。1954年，他首创了"骨膜外塑胶球填充术"治疗双侧空洞型肺结核；1957年，他又创制了无缝塑料纤维人工血管，并成功施行了胸主动脉病灶切除、血管移植术。同年，我国成功研制了第一台鼓泡式人工心肺机，并于1958年7月首次应用于临床，为一名患有"肺动脉漏斗部狭窄"的12岁女孩施行了体外循环下的心内直视术，获得成功。1960年，顾恺时教授又首创"心脏二尖瓣扩张器"，并成功施行了"风心左径二尖瓣交界分离术"。

1963年，顾恺时教授撰文比较了肺叶切除和全肺切除在肺癌治疗中的作用，并在国内首次倡导以"计划性肺叶切除术"来治疗肺癌。

1965年，顾恺时教授又与吴善芳教授一道，提出了"扩大性肺叶切除"的概念，比日本、欧美学者所提出的类似的"纵隔淋巴结清扫"早了数年时间。

1983年，在"全国心脏血管外科学术"交流会上，他与黄家驷、吴英恺、兰锡纯被誉为我国"心胸外科四大先驱和奠基人"。

1985年，顾恺时教授荣获"世界心脏直视手术外科学术会议"所颁发的"顾恺时医师在心脏血管外科手术方面的卓越成就和伟大贡献"奖牌，为祖国赢得了荣誉。

作为一代医学宗师，顾恺时教授在培养接班人方面更是不遗余力，亲手培养了黄偶麟、吴松昌、吴善芳、潘治、邱兆昆、周允中、辛定一等一大批医学专家。顾恺时教授早在南洋医院时，就开始创办胸外科进修班，而上海市胸科医院更是被国家卫生部指定为全国唯一的胸心外科培养基地，由卫生部每年选送 20 ~ 30 名优秀的外科医生前来进修。如今，这些当年顾恺时教授的学生的学生，也早已成为全国各大医院心胸外科的带头人。

正是由于千百个像张纪正、黄家驷、顾恺时一样的拓荒者的不懈努力，才使中国的肺癌事业拥有了今日的成就。我们永远缅怀他们！

第二节　继往开来

> 我们的身体就像一座园圃,
> 我们的意志是这园圃里的园丁……
> 让它荒废不治也好,把它辛勤根植也好,
> 那权力都在于我们的意志。
>
> ——莎士比亚《奥赛罗》

　　廖美琳教授说在吴一龙身上有"三气":才气、大气和霸气。对于霸气,吴一龙教授不愿承认,但从他所做的事情看,他身上的霸气是一览无余的。当时,吴一龙已经连任两届肺癌专业委员会主任委员,任期即将达到十年。然而中国抗癌协会的有关章程并没有限制他的任期。

　　这让吴一龙教授敏锐地意识到了一些问题:

　　"我觉得自己做了十年主任委员,时间太长了,这是不行的,有可能会产生一些不利因素,形成一种惯性思维。这种思维很不好,会影响肺癌专业委员会乃至肺癌研究的创新性。此外,我们接触了美国临床肿瘤学会和国际肺癌研究学会,对他们的体系比较认可。他们的学会主席任期为一年,但是他们的机构是常设的,所以换届不会产生多大影响,主席可以选择一个学术水平最高的人来做。但是我觉得在中国还是需要做一些改变,首先,这个固定机构在中国这个体制下不好办;其次,一届任期不能太短,太短的话,施展不开。因为在国内没有一个强大的事务性团队运转,很多事情都要靠主任委员来指挥,如果主任委员的任期只有一年,很多事情大家还不熟悉时就把他换了,几乎是不可想象的事情。所以我们就把它换成了四年,第一年先按照既往的规定去熟悉,以体现传承性;第二年可以形成自己的 idea(观点),可以发挥自己的才能;第三年、第四年成果就出来了。"

　　因此,在吴一龙教授主导下,第三届肺癌专业委员会又干了一件大事,那就是进一步完善了专业委员会的任期制度,将原来的主任委员不定期任期制,改成了每届任期四年,且不得连任;在此基础上,又率先在中国抗癌协会建立起了"前任主任委员"和"候任主任委员"制度,这样一来,不仅保

证了肺癌专业委员会成员的年轻化和学术成果的创新性，同时又加强了传承性和连续性，从而有效地提高了肺癌专业委员会制度化和正规化建设的水平。

在连续担任两届（十年）肺癌专业委员后主任委员后，吴一龙教授于2009年，在第十一届全国肺癌学术会议上，将第四届肺癌专业委员会主任委员的权杖，交给了第三届肺癌专业委员会副主任委员周清华教授。同时，此次会议还推选王长利担任第四届肺癌专业委员的候任主任委员。

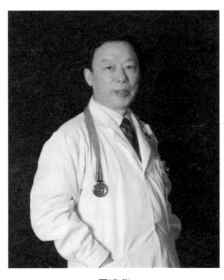

周清华

周清华教授1955年10月生于四川省自贡市，1978年毕业于四川医学院医学系，1984年毕业于华西医科大学研究生院，获外科学硕士学位。1992年4月，他被华西医科大学附属第一医院破格晋升为外科学副教授，1994年10月，再次被破格晋升为外科学教授。1994年至1996年，周清华教授在美国范德堡大学（Vanderbilt University）以高级访问教授和客座研究员的身份进行肺癌研究；1995年，被遴选为华西医科大学胸心外科学博士生导师；1997年，被中华人民共和国国务院学位办批准为华西医科大学肿瘤学博士生导师。2006年9月，周清华教授被天津市人民政府借调到天津医科大学担任天津医科大学总医院院长、第一临床医学院院长、天津市肺癌研究所所长、天津市胸部肿瘤中心主任，现任四川大学华西医院华西临床医学院外科学与肿瘤学主任医师、教授，外科学、肿瘤学博士生导师，天津医科大学总医院、第一临床医学院外科学与肿瘤学主任医师、教授，天津市肺癌研究所所长，天津市肺癌转移与肿瘤微环境重点实验室主任，天津市胸部肿瘤中心主任。

周清华教授是中国卫生部肺癌早诊早治专家组组长，美国国立卫生研究院早期检测研究小组（NIH-EDRN）肺癌专家组成员，国务院特殊津贴专家和跨世纪学术带头人。

在周清华教授接任肺癌专业委员会主任委员时，中国的肺癌研究已然具有了世界先进水平，呈现出了万马奔腾、蒸蒸日上的可喜局面。然而周清华教授并没有躺在功劳簿上坐享其成，而是继往开来，领导中国的肺癌事业在外

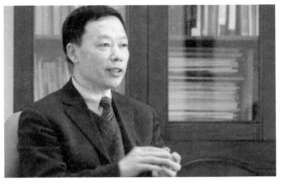

周清华

科治疗领域也开创出了一片新天地。

在靶向治疗技术出现前夕，手术切除几乎是根治肺癌的唯一途径。而随着靶向治疗等一批新技术的不断成熟，人类对付肺癌的手段越来越多，肺癌外科的发展似乎走到了一个瓶颈期。对此，周清华教授有着异常清醒的认识。他认为人类医疗技术的不断完善，也必定会使肺癌的外科治疗像其他手段一样，重新焕发出勃勃生机。我们从他接任肺癌专业委员会主任委员后所写的一篇论文中，可以很清晰地看到他的这一心境：

迄今为止，外科手术仍然是治疗肺癌的主要手段，也是至今唯一能完全治愈肺癌的方法。据世界卫生组织的专家预测，到 21 世纪末，我国每年新发肺癌病例将达到 100 万人。因此，未来 20 年外科手术在我国肺癌治疗中的地位和作用不但不会削弱，反而会进一步加强。我国肺癌外科治疗的未来发展方向应当侧重于以下几个方面。

第一，应加强肺癌外科治疗规范化理论和技术的普及和提高。肺癌外科规范化治疗包括术前分期、手术操作技术、围手术期处理、手术后辅助治疗以及手术后随访等多方面的规范化。术前规范化分期的目的就是要应用现有的分期手段，尽量使每一个患者的临床分期准确，并按国际标准选择外科治疗手术适应证。手术操作技术的规范化包括"无瘤操作"原则，完全切除原发肿瘤和受侵犯的组织器官及系统清扫肺门、纵隔淋巴结，不但要完全清除原发肿瘤和受侵犯的组织器官及肺门纵隔淋巴结，还要整块切除，尽可能保留有功能的肺组织。围手术期处理的目的是要减少外科手术并发症并降低手

术死亡率，涉及许多方面内容，包括手术前准备、麻醉，手术后 ICU 的监护和处理，以及在胸外科病房的治疗及康复。围手术期处理既要注意总体原则，也要注意"个体化"差异。外科手术后辅助治疗的目的是提高肺癌的治愈率和长期生存率，外科手术后辅助治疗除了应遵循国际公认的原则外，更重要的是还应当发展基于分子标志指导的"个体化"术后辅助治疗。

第二，应合理应用胸腔镜辅助开胸手术，并将其用于肺癌外科治疗。胸腔镜辅助开胸手术的最大优势在于对胸壁造成的创伤小，患者手术后胸壁伤口小、疼痛轻，患者住院时间短。胸腔镜辅助开胸手术主要适合于部分早中期肺癌（ⅠA、ⅠB 期和部分Ⅱ期）和少数纵隔淋巴结单站、孤立和没有外侵转移的ⅢA 期肺癌，不适于大多数Ⅲ A 期肺癌。

我们必须清醒和公正地认识到，胸腔镜辅助开胸用于肺癌外科治疗，就目前而言，仍有一定的局限性，它对健康肺组织的创伤和损伤并不比常规开胸手术小。对于一些特殊部位的转移纵隔淋巴结切除的完整性不如常规开胸手术彻底，它对第 1 ~ 5 组淋巴结、第 5 组和第 7 组淋巴结的清扫不容易做到"整块切除"。因此，我们必须充分发挥胸腔镜辅助开胸手术用于肺癌外科治疗的长处，避免其短处。另外，在开展胸腔镜辅助开胸肺癌外科手术前，必须有熟练和扎实的开胸肺切除术的基本理论、基本技能。再者，我们应当开展由第三方评估的、关于胸腔镜辅助开胸肺癌外科治疗和常规开胸肺癌外科治疗的多中心随机对照临床试验研究工作。

第三，应注重和加强局部晚期肺癌"个体化外科治疗"的前瞻性研究。目前，局部晚期肺癌占全部肺癌的 40% ~ 50%，如何恰当处理这部分患者，对提高肺癌整体的治愈率和生存率十分重要。已有的研究结果表明，在不同的人群和相同的医院，或在不同的医院和相同的人群中用同样的外科方法进行治疗，患者的预后和术后生存时间存在很大的差异。

一些侵犯心脏大血管的Ⅲ B 期局部晚期肺癌在施行完全性肺癌切除后，可以长期生存且不发生肺癌复发转移；而另外一些Ⅲ A 期局部晚期肺癌在施行完全性肺癌切除后，却在短期内死于远处肺癌转移。因此，如何选择外科手术治疗受益的局部晚期肺癌患者接受外科治疗，如何选择能够从术前新辅助化疗中受益的局部晚期肺癌患者施行术前新辅助化疗，如何基于分子标志物的分子分型将外科手术治疗的局部晚期肺癌进行分子分型和分子分期，以及根据药物基因组学和（或）代谢组学结果指导局部晚期肺癌外科手术后辅助化疗药物的选择，即肺癌"个体化外科治疗"等，一直是肺癌外科治疗研究领域的难点和前沿课题。

因此，我们应当加强基于分子标志物指导的肺癌"个体化外科治疗"的前瞻性研究。应用肺癌分子分期、肺癌分子分型、药物基因组学、骨髓和外周血肺癌微转移进行分子诊断；应用分子影像学、差异 miRNA 谱、差异基因表达谱对 N2 肺癌进行分子分型，将 N2 肺癌分为"侵袭性 N2 肺癌"和"非侵袭性 N2 肺癌"；应用肺癌差异基因积分方法将ⅢB 期肺癌进行分子分类，分为高分险复发转移和低风险复发转移型；应用差异 miRNA 谱积分方法对Ⅲ期肺癌进行分子分型，将其分为高风险复发转移和低风险复发转移型。这些都是未来肺癌"个体化"外科治疗的前沿和热点课题。

最后，应加强肺癌外科手术技术的普及和提高。外科手术技能是我们进行肺癌外科治疗的基本功，基本功是否扎实直接影响到肺癌切除率的高低、并发症及死亡率的高低，也影响肺癌外科治疗的治愈率和长期生存率。因此，提高肿瘤外科医生的手术技术和技巧十分必要。我们应当加强全国各级尤其是基层医院（县市级医院）从事肺癌外科治疗的医生的肺癌规范化外科治疗技术的普及。

外科手术既是一门技术，更是一种高境界的艺术。外科医生除了要有宽广的医学理论知识面、丰富的临床经验、扎实的外科基本功和熟练的外科手术操作技术外，还应当具有雕刻家的技巧和艺术家的修养。此外，外科医生还应该拥有强烈的创新思维、意识及欲望。肺癌外科治疗需要各个方面包括外科手术技术、手术术式的不断创新。创新是肺癌外科的灵魂和学科发展及进步的源泉，我们必须大胆创新、大胆去开创前人和国外尚未开展的外科手术技术和外科手术术式。我国肺癌外科只有走普及、提高、创新三位一体的道路，学科才会有活力和希望，才能走在国际的前列。

我们相信，随着外科手术技术的发展、内科治疗方法和设备的改进、分子生物学技术的发展以及这些多学科理论和技术的融合，我国肺癌外科治疗尤其是"个体化外科治疗"的水平必将得到进一步提高，肺癌外科治疗的疗

效也会越来越好，我国肺癌外科治疗学科引领国际潮流的那一天也一定会到来。（周清华，2013 年）

这不仅是一篇总结，更是一篇檄文，就此吹响了中国肺癌外科向世界之巅进军的号角。

诚如周清华教授所规划的，在其后的几年里，一批以电视胸腔镜微创胸外科、"精准医学"等为代表的新技术、新思想相继被引入国内，结出了一枚枚硕果。有学者指出，外科治疗和其他治疗手段的精确协同，是实现肺癌精准治疗的重要手段。通过精准医学模式，精确地挑选出有复发风险的患者，并针对不同的患者将外科治疗、化疗、放疗、靶向治疗、免疫治疗等多种手段进行针对性的组合，是提高早期肺癌治愈率的关键所在；另外以胸腔镜为主的微创胸外科对于早期肺癌的治疗已成为共识。

不难看出，传统的肺癌外科非但没有因为这些新技术、新思想的引进而沉沦，相反却在它们的滋养下获得了重生。而在这一回合，由于以周清华教授为主任委员的肺癌专业委员会及时、正确的引导，中国的学者再一次高居时代潮头，稳稳地站在了世界肺癌研究的前沿。

从专业技术的创新突破与探索到学术的研究与指导，从国外到国内，从成都到天津，周清华教授身兼数职，兢兢业业，在肺癌及胸外科手术这条道路上贡献了大半生的精力，并创立了多种胸部器官恶性肿瘤切除重建技术和胸部肿瘤重建外科手术术式，克服了许多传统胸部肿瘤外科手术治疗的难题，取得了多项突出成绩。

对此，周清华教授说："不论是在四川还是在天津，或在其他任何一个地方，只要能帮助患者脱离痛苦，让他们重新看到生活的希望，我都责无旁贷。说到底这是我应尽的职责，在哪里都一样。"

周清华教授每天都会面对来自全国各地数不尽的求医者。他有时凌晨 2 点以后才能睡觉，早上 6 点又得起床，每天除不足 5 小时的睡眠和三餐以外，其他时间几乎全被他用在医院管理、手术、出诊、查房和科研等工作上了。

"虽然有时感觉很累，可每当看到一个个濒死的晚期肺癌患者在自己的手术刀下重获新生，心底就会产生一股巨大的喜悦和欣慰。这是其他任何事情都无法相比的。挽救患者的生命，就是我生命的意义！"如今的周清华教授已年届花甲，却依然勤勤恳恳、不知疲倦地日夜奋战在抗击肺癌的最前线，挑战着一个又一个手术难题。

在周清华教授主管的病房里，患者来自全国各地，其中绝大部分是被其他很多医院认为"不可能再手术"的晚期肺癌患者。可是在周清华教授这里，几乎没有什么手术是不可能的。

"江西、广东等地的大医院都去了，医生说我是局部晚期非小细胞肺癌，肿瘤经右上肺、上腔静脉长进了右肺动脉总干，手术极易导致大出血，难度极大、风险极高，根本没法儿做。后来，当地一家肿瘤医院的院长让我来找周清华医生，说他是这方面的专家，或许还有一线希望。就这样，我抱着试试看的心态就来了，没想到手术很成功……周医生真是我的救命恩人！"提起周清华教授，来自江西赣州的王女士泪水涟涟、言语间透露着满满的感激之情。在患者口中，"救命恩人"几乎成了周清华教授的别称。

"肺癌在 20 世纪初尚属于罕见病，而 20 世纪末已成为严重威胁人类健康和生命的严重疾病。据权威专家预测，21 世纪肺癌的发病率和死亡率在绝大多数国家，尤其是发展中国家，仍将继续增长，并有可能成为人类的'第一杀手'。我国有 13 亿人口，将会面临更加严峻的挑战。然而，21 世纪也将是科学技术高速发展的世纪。一些新兴的科学技术的发展，必将渗透到包括肺癌外科在内的各个医学领域，从而给肺癌的外科治疗带来新的机遇。21 世纪将是科学技术飞速发展、充满挑战与机会的更加激动人心的世纪。因此，我们应当抓住历史赋予的机遇去迎接挑战，为把我国肺癌外科的治疗水平提高到更高的境界而奋斗。"

以上这段话出自周清华教授在 21 世纪初所写的另一篇论文，人们在惊叹其预见准确的同时，也不得不对他的前瞻性眼光感到钦佩，由此更能理解，在新一轮国际肺癌研究的博弈中，我国为什么会始终立于不败之地。

第三节　我们的队伍向太阳

> 最重要的是，要有勇气追随心声，听从直觉；
> 它们在某种程度上知道你真正想成为的样子，其他事情都是其次的。
>
> ——史蒂夫·乔布斯

经过吴一龙时代靶向治疗的崛起，和周清华时代外科治疗的中兴，2013年，在第十三届全国肺癌学术会议期间，来自天津的第四届肺癌专业委员会候任主任委员王长利教授被推选担任第五届肺癌专业委员会主任委员。

王长利教授毕业于哈尔滨医科大学，时任天津医科大学肿瘤医院副院长、天津市肺癌协会肺癌专业委员会主任委员、天津医学会胸外科学会副主任委员及天津市肺癌诊疗中心主任，是一位地地道道的肺癌专家。

王长利教授主要从事肺癌早期诊断、外科治疗、综合治疗及肺癌相关基础研究与临床研究，尤其擅长肺癌的各种疑难手术及肺癌手术的系统性淋巴结清除，能够依据不同的病情及患者的身体情况，施行复杂的扩大手术、微创手术及常规手术，并全部联合行系统性淋巴结清扫术，从而明显提高了肺癌手术的治愈率。王长利教授对中晚期肺癌的综合治疗也有深入研究，能因病施治，积极开展个体化治疗，有效地提高了肺癌的总体治愈率。他在国内外重要期刊上发表论文 80 余篇，主编及参与编写了《肺癌》《肿瘤手术学》等多部专著，是《中华外科杂志》《癌症》《中国肿瘤临床》等六家杂志的编委和《中国胸心血管外科临床杂志》的编委会委员，曾承担多项国家级、市级和局级等各级科研课题。

2013 年，以王长利教授为首的第五届肺癌专业委员会在上任后，秉承"继承与发展"的原则，积极筹划、实施了各项工作。

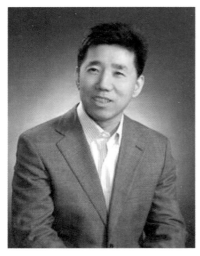

王长利

第一，进一步完善了《中国抗癌协会肺癌专业委员会组织管理条例》，根据不同的学科，成立了肺癌专业委员会学科小组。2013 年 11 月 23 日，肺癌专业委员会外科学组成立；2014 年 3 月 21 日，肺癌专业委员会内科学组成立；2015 年 10 月 15 日，肺癌专业委员会放疗学组成立。这些学科小组成立后，积极开展各类活动，在全国各大城市相继举办了多场有关肺癌的宣传巡讲和技术推广。

2014 年 8 月 30—31 日，肺癌专业委员会外科学组在青岛首次举办了"规范化治疗肺癌巡讲活动"，活动内容包括肺癌的外科治疗规范及手术经验体会讲座和手术演示。全国 14 个城市共 800 多人同时进行了专家联动，共影响到约 35 个地级市和县区医院的医生，手术直播网址累计有 1100 余人注册观摩。此后，外科学组又分别在合肥、成都、南京、长春等城市举办了多场"规范化治疗肺癌巡讲活动"，为规范肺癌手术和宣传肺癌防治做出了贡献。

肺癌专业委员会内科学组成立后，也积极开展活动，于 2015 年 6 月启动了"中国肺癌以及相关治疗对于骨髓抑制的影响状况调查"项目，到本书结稿时，已有 18 个中心的 2000 余例患者入组。2015 年 8 月 15 日，内科学组又协助第十届黑龙江省抗癌协会肺癌专业委员会，举办了东北地区肺癌学术研讨会，极大地促进了东北地区肺癌事业的发展。与此同时，肺癌专业委员会放疗学组也相继开展了若干活动，为肺癌的防治宣传和规范化治疗，贡献了自己的力量。

除了上述各学科小组的活动外，第五届肺癌专业委员会还在王长利教授领导下，分别在济南、武汉、天津、绍兴、西安、长春、昆明、石家庄、兰州等城市举办了"肺癌规范化诊疗巡讲"，足迹几乎遍布整个中国，从而为祖国的肺癌规范化防治做出了应有贡献。

2015 年 11 月 10 日，由肺癌专业委员会组织举办的"天津市肺癌宣传周"活动拉开帷幕。其中的胸腔镜手术网络直播活动由天津医科大学附属肿瘤医院承办，该院的三个手术团队同时开台在互联网上直播手术，在国内首创了七台胸腔镜现场直播，外加 PC 端及微信平台同步转播，由主刀医生和场外医生联合对手术过程进行解说，据统计一共有近 600 个移动终端及个人电脑同步收看了手术直播，其辐射范围囊括了包括台湾在内的 30 个省级行政区。

第二，第五届肺癌专业委员会积极开展科普教育工作，于每年 11 月 17 日的"国际肺癌日"前后，在全国各地举办以控烟和高危人群筛查为主要内容，以科普讲座及义诊为主要载体的科普宣传周活动，从而有效地促进了肺癌早诊率、早治率的提高和发病率、死亡率的下降。这样的科普宣传活动不但增强了人们防治肺癌的观念，有益于人民的健康，而且对我国肺癌事业的发展也大有裨益，从而为肺癌专业委员会以后的发展奠定了坚实基础。

如 2014 年 11 月 16 日，由肺癌专业委员会组织牵头，在武汉市举办了"国际肺癌关注月科普宣传活动"。本次活动分为三个阶段：启动仪式、科普讲座和义诊活动，获得了广泛关注。活动新闻稿新闻分别刊登在 11 月 17 日的《北京晚报》《今晚报》《长江日报》《渤海早报》《每日新报》上，同时天津人民广播电台也在新闻节目中进行了重点介绍。11 月 18 日的《健康报》和《天津日报》、11 月 21 日的《今晚经济周刊》等也相继进行了报道。相关新闻还登上了国家级门户网站新华网、人民网、光明网、北方网、中新网、中国日报网及中国青年网的新闻版面，引起了全国关注。

第三，除了每两年一次的全国肺癌学术会议外，在王长利主任委员的领导下，第五届肺癌专业委员会还分别于 2015 年 3 月 15 日、2015 年 9 月 16 日，在广州市和厦门市召开了第五届肺癌专业委员会常务委员会会议，并与 2015 年 10 月 16 日，在成都召开了第五届肺癌专业委员会全体委员会会议。与全国肺癌学术会议相比，这样的常委会和委员会全体会议时间短、议题灵活，不但可以对全国肺癌的学术研究作出规划指导，而且还能针对近期工作中出现的问题、经验进行及时的改进和总结，从而为肺癌专业委员会的规范化建设探索出了一条可行之路。

在此基础上，第五届肺癌专业委员会还积极承办、出席各类国际性学术会议，如 2015 年组织参加了世界肺癌大会、美国临床肿瘤学会年会、欧洲肿瘤学会年会及亚洲肺癌会议等一系列国际或洲际学术研讨会，吴一龙教授、程颖教授、陆舜教授、周彩存教授等分别在这些会议上作了学术报告。2015 年 3 月 6—7 日，肺癌专业委员会和中国临床肿瘤学会（Chinese Society of Clinical Oncology，CSCO）联合主办了第 12 届"中国肺癌高峰论坛"。2016 年 4 月 10 日，肺癌专业委员会组织承办了第六届中国胸外科肺癌联盟高峰论坛暨肺癌精准医学（天津）峰会；2016 年 6 月 18 日，承办了中国北方肺癌多学科（天津）高峰论坛；2016 年 10 月 15 日，承办了第九届全国肿瘤学术大会暨第 14 届海峡两岸肿瘤学术大会（武汉）肺癌专场；2017 年 1 月 8—9 日，承办了 2016 年世界肺癌大会中国区（天津）会后会（Best of WCLC）；2017 年 12 月 22—23 日，承办了 2017 年世界肺癌大会中国区（天津）会后会（Best of WCLC）。

第四，在王长利主任委员的领导下，第五届肺癌专业委员会继续组织开展了转化研究，深化了临床研究。

综上所述，第五届肺癌专业委员会通过这些工作，有力地促进了我国肺癌防治工作的进展，加快了肺癌早期预防、早期筛查、早期诊断、早期治疗的进程；特别是对我国肺癌的规范化诊断、治疗发挥了巨大的引导和推动作用，大大提升了我国肺癌的规范化诊治率，对我国肺癌的转化研究、临床研究及个体化治疗等都发挥了积极的促进作用。与此同时，这些工作还搭建了我国肺癌领域内部及与国际上学术沟通的平台，进而提升了我国肺癌领域的国际地位，对不断提高我国肺癌领域的学术水平做出了突出贡献。

另外，在王长利主任委员的领导下，第五届肺癌专业委员会发动全体委员，积极发展会员。各位常委、委员以及外科、内科、放疗学组的成员等，在所在地区大力开展工作，扩大了肺癌委员会的会员分布范围，并开始发展海外会员，从而使肺癌专业委员会不断壮大，其会员总数也创纪录地达到了

1392 人。这是一项了不起的工作，更是一项了不起的成就，是中国肺癌研究持续走向繁荣的重要基础。

这些成就无一不凝结着王长利主任委员的心血，但在接受我们采访时，王长利教授却很少谈及自己的贡献。他

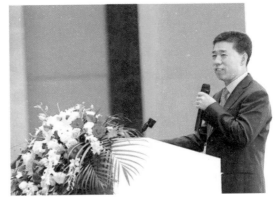

王长利

说得最多的，仍旧是关于中国的肺癌。

"我们中国医生主要是想做事情，特别是现在，就是很多新的技术必须跟上。比如说检测技术就一直在跟着做，并且跟得很不错，虽然仍有些差距，但基本上还是不错的。综合起来看，我们有那么多想做事的人，那么多有理想的人，这才是我们真正的财富。已经做很多项目了，有些项目我们已经开始领跑。我觉得大前提是我们国家进步了，这是肯定的。我从来都是很正面地看待这一现象，牢骚解决不了问题，只有保持一颗积极向上的心，你才能做出成绩来。

国家进步是个大前提，要是整个国家不进步的话，你没有资金、没有设备，能做什么？当然是什么都做不了。你看现在，我们医院整个设备系统都不错，已经非常好了。但与一些发达国家相比，我们仍有差距，只不过差距不大，而且正在缩小，快速地缩小。所以说，我们其实是赶上好时候了，并不是说我们自己有多么大的能耐。"

作为第五届肺癌专业委员会的主任委员，王长利教授不仅领导了全国的肺癌防治与研究，而且在日常生活中，他也从未忘记自己的职责。在一篇论文中，他这样写道：

肺癌是一种被"气"出来的病。第一个"气"是指室外的大气污染。我们的鼻毛可阻挡 PM50 颗粒，气管、支气管腔内的纤毛可以挡住 PM10 的颗粒，而 PM2.5 却可以通过支气管和细支气管长驱直入，进入到我们的肺泡组织，并携带大气中的有害物质或致癌物进入血液。北京市 2013 年空气质量检测结果显示，2012 年北京市的空气达标率仅为 48%，超标日的首要污染物 PM2.5 占了 77.8%；其中重度污染天气占全年天数的 16%，其首要污染物全部为 PM2.5。长时间暴露于这样的大气污染和雾霾天气中，肯定会对肺癌的发病产生重大影响。

第二个"气"是指室内烟草烟气污染。环保部门和疾病控制专家曾得出这样的结论：室外的空气污染会给室内空气带来 30% 左右的影响。其中烟草烟气污染是室内空气污染的第一大来源。吸烟和肺癌的发生有个剂量－效应关系，每天吸烟 25 支以上，肺癌发病率为 227/10 万；15～24 支为 139/10 万；1～14 支为 75/10 万。大部分烟草烟雾中的致癌物会扩散到空气中，这些烟雾颗粒基本上都小于 PM0.5，危害远高于 PM2.5。长期暴露于二手烟之下，相当于轻度吸烟造成的损害，可使肺癌的发病率增加 20%～30%。

另外，在室内吸烟还会使 PM2.5 骤升甚至爆表。再者，"三手烟"对健康成年人影响不大，却对呼吸道疾病患者、婴幼儿和老年人有很大的影响。特别是年轻的父亲，在吸烟后抱小孩儿，其衣物、皮肤和头发上都会有三手烟的痕迹，同样会给婴幼儿的健康带来危害。因此，为了自己及身边亲人的健康，烟民朋友要尽早戒烟，即使抽烟也不要在室内和车内抽。不吸烟的人也要敢于对吸烟者说"不"，并提议让吸烟者去室外吸烟。

第三个"气"是指厨房油烟污染。厨房油烟是构成室内空气污染的第二大要素。燃料、厨具、食用油的使用，烹调方式以及抽油烟机的安装和维护等，对于厨房油烟污染都有很大影响。例如食用油加热到 170℃时会出现少量烟雾，250℃时会出现大量油烟。在煎、炸、爆炒和烧烤时，油温通常都会在 260℃以上，其油烟所产生的苯并芘和挥发性亚硝胺等会给人体健康带来极大的危害。烹调时油烟越大，暴露时间越长，患肺腺癌的风险就越大。

因此，为了减少厨房油烟污染，应注意保持厨房通风，多摆放绿植，少在家里烧烤。应科学地选购、安装、使用和保养抽油烟机。很多人炒菜时，总是等油锅冒烟后才打开抽油烟机，炒完菜马上就关掉，只是为了省电。按一天省 8 分钱电费来算，炒菜这么多年大概也就能省 600 多元；但如果得了肺癌，至少要花费 60000 元。

第四个"气"是指装修装饰材料带来的空气污染。装修使用的石材，特别是大理石，含有氡元素，属于一类致癌物质，长期暴露于氡污染的环境中，会导致血癌和肺癌。因此在装修时应尽量减少石材的使用，或选用环保部门认定的绿色石材。

各种漆料和黏合剂中含有大量的苯和甲醛，也是室内空气污染的重要原因。因此，装修时最好重装饰、轻装修，少用地板革和化学黏合剂，墙面可以用字画装饰；装修后一定要通风一段时间再居住。北方地区建议使用空气净化器和空气加湿器，前者针对 PM2.5，后者则针对 PM10，都有助于改善室内空气质量。此外，在居室多放置绿色植物或活性炭，也有助于吸附污染颗粒。

第五个"气"是指生闷气。我总是把生闷气称为"心理污染"，把这种性格称为癌症性格。当生活中出现诸如丧偶、亲人去世等负面事件时，这种癌症性格的人很长时间都调整不好心态，又不善于与亲朋好友沟通，造成的负面影响会很大。因此，在心情郁闷时一定要多同家人、好友交流，以化解情绪，尽可能地减少心理污染。性格孤僻的人要学会调整自己，必要时应请心理医生帮忙，正确地面对负面事件。

据王长利教授身边的学生和同事介绍，王教授的生活单调得有点"恐怖"。他没什么爱好，也没什么交际，平时只喝白开水，不管去哪里开会，从来不出去玩，也很少和人寒暄；即使是坐飞机的时间，也全被他用在了看资料或研究病例上。

王长利教授无疑是领域内的翘楚，其研究成果，尤其是在肺癌淋巴结清扫方面，他和他的团队早已得到国内外同行的认可；而他所做的手术，曾经作为示教手术进行过现场直播。

和肺癌打了半辈子交道的王长利，做过的手术至少有 3000 台。随着年龄的增长，他觉得这个数字已经没有多大意义了。因为尽管总体上恶性肿瘤的发病趋势正处于平稳和下降趋势，但肺癌却一直在持续上升，大约每 15 年，我国的肺癌患者人数就会增加一倍。就一个人的力量而言，这个数字实在是

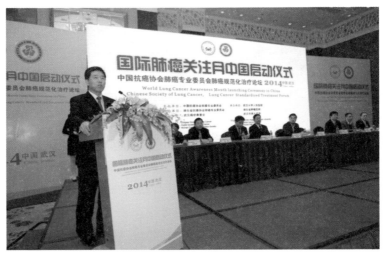

王长利

太庞大了。因此，作为中国抗癌协会肺癌专业委员会的原主任委员，王长利将更多的精力花在了普及肺癌防治和推广肺癌手术规范化上。

几乎每个周末，王长利教授都会到地市级医院去做讲座。他总说，肺癌患者第一次治疗非常重要，做手术就像做衣服一样，衣服做完再想改就难了。对于很多患者来说，真正的治疗机会可能只有一次，只有规范治疗，患者才可能有最大的生存获益。有人问他："您真的没有什么爱好吗？"王长利回答："怎么没有？我爱给患者看病，爱看他们健健康康地活下去！"

这就是第五届肺癌专业委员会主任委员王长利教授，一位在肺癌领域不断探索、进取了大半生的著名医学专家。

第四节　支柱——精神是怎样形成的

> 为无为，事无事，味无味。大小多少，报怨以德。
>
> 图难于其易，为大于其细。
>
> 天下难事必作于易，天下大事必于细。
>
> 是以圣人终不为大，故能成其大。
>
> 夫轻诺必寡信，多易必多难。
>
> 是以圣人犹难之，故终无难矣。
>
> ——老子《道德经》

自 1986 年正式成立，经过各位专家的辛勤耕耘，中国抗癌协会肺癌专业委员会由小变大、由弱变强，由各自为战蜕变为精诚团结、由默默无闻演化为石破天惊……在这段历史中，中国的肺癌学者及广大的肺癌从业人员，既当设计者又当践行者、既做当事人又做见证人，一步一个脚印地塑造出了"团结合作、继承创新"的中国肺癌精神。

这一精神贯穿中国肺癌研究的方方面面，是撑起中国肺癌防治大厦、凝聚全国肺癌领域一切力量的核心支柱，是中国肺癌研究"不鸣则已、一鸣惊人"的最原始动力。它不经意间融入了每一位中国肺癌研究者的血液，继而成为他们基因的一部分。我们由此看到一个英雄的群体正在冉冉升起，并经过一代又一代努力，终于抵达了理想的高峰。

这固然是一个锲而不舍、不屈不挠地执着于肺癌研究，且拥有敢为天下先精神的群体，但作为领头羊的每一届肺癌专业委员会主任委员，都有着独特的人生经历和无与伦比的人格魅力。他们在肺部肿瘤的研究中日渐崭露头角，并逐渐引人瞩目。

"我 1988 年从上海医科大学毕业后分配到了上海市胸科医院，并幸运地跟随廖美琳教授学习。"和着窗外树梢上的阵阵蝉鸣，陆舜教授从容地说，"我们是肺内科医生，当时她主攻肺癌，但是什么病都看，只是侧重于肺癌。1996 年，我得到世界卫生组织资助，到以色列进修了一年，当时学的是肿瘤学。所以 1997 年回国后，我就更专注于肺癌研究了。在 2000 年左右，在上海市卫生局和医院领导支持下，廖美琳教授和胸外科的周允中教授两个人把我们的学科重新改组，经过层层选拔，成立了'上海市肺部肿瘤临床医学中心'，用于集中收治肺癌患者，是上海市第一批临床医学中心。廖教授和周主任是我们的第一任主任，我和申屠阳医生当时是秘书。2004年，我又到美国得克萨斯州大学进修。在进修的时候，廖教授希望我能回到原单位任肺部肿瘤临床中心主任。所以2005年回国后，我毅然接受了这个任务，开始完全专注于肺癌方面的研究，甚至以牺牲自己的所有业余时间为代价，全力以赴地展开肺癌研究。

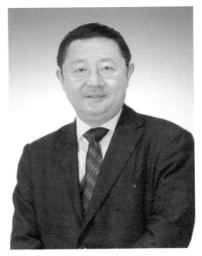

陆舜

在2005年时，我们99%的患者还是靠化疗来治疗。当然，那个时候我们也参加了一些国际化的临床试验，但在美国可以看到，在出门诊时医生会和患者讨论一些怎么做靶向治疗的问题，所以当时感觉是有差异的。在1997年从以色列回国时，感觉到的差距是他们当时都在用三代化疗药物，我们还在用二代化疗药物，但总体上看差距还不是太大。而在2004年时，感觉差距就很大了，因为人家已经在讨论靶向治疗了，我们却还在化疗。

如今中国学者在国际肺癌舞台如世界肺癌大会上已经拥有了一席之地，比如吴一龙教授、周清华教授以及我、张力教授和周彩存教授等，都是国际肺癌研究会的成员，而且吴教授还担任了国际肺癌研究会执委会委员。不只是中国的一代人开始在国际上有了话语权、发出了更多的声音，更重要的是我们的成果也被很多国家写入了肺癌临床指南。在这个过程中，中国的制药工业也在发展，我们很多的药物临床研究开始开发自己的新药，是真正属于我们自己的新药。自从我们参加INTEREST国际临床试验以来，我们国内的'多学科治疗'逐渐开展起来，新药研发也走上了快车道。最后我们看到精准医疗跟免疫治疗也在进一步落实，这些都是很大的进步。

关于'多学科治疗'，恐怕得从我第一次出国进修讲起。我到以色列以后，发现他们有很多理念与我们不同。因为我们原来的治疗，也就是化疗，只会讲某个化疗方案效果怎么样；而他们会告诉我这个方案背后的故事，或者为什么要用这样方案，组合的效果到底怎么样。1996 年的时候，他们已经开始在讨论一些基因了，当时一个特别重要的基因，就是 BRCA1 基因。犹太人的 BRCA1 基因比例很高的，他们容易得家族性的乳腺癌，所以那个时候他们就开始研究它了。显而易见，无论是医者还是潜在患者，都已能预见到治疗后的疗效，而那时，1996 年，我们在肺癌领域仍停滞在化疗上，根本就没思考、追究过基因；足见他们的研究已领先我们几个阶段。面对的现实也正是我当初接触到的、可以说是最尖端的关于癌症的课题了。等我们国内开始讨论这种基因概念时，基本上就 2000 年以后的事情了。

那个时候乳腺癌走在了癌症研究的前面，因为 BRCA1 基因研究走在了前面。而临床肿瘤医生整天只跟患者打交道，是很少了解这些的，大概只在实验室里听说过，但我本身就是临床医生。那时候化疗我们有针对乳腺癌的方案，也有针对小细胞肺癌的方案，但他们已经开始讨论一些肿瘤的基因以及不同的基因对肿瘤的治疗跟预后的一些关系了。总之，就是他们那时候就已经开始讨论了，那么从这个理念上讲，是在更深层次地了解肿瘤的生物学和分子生物学特性。

这件事情给了我很大触动，因为我们之前看病只是'知其然，而不知其所以然'。现在开始要'知其所以然'，这在理念上不仅是一个很大的转变，更是一种突破。

一种迫切要尽己所能报效医学之志油然而生，由此我改变了很多。虽然我从国外学成回国首先要适应国内的环境，但是至少让我知道了这个世界很大，不是所有人都像我们这么处理，这是第一点。第二，我觉得对我改变比较大的就是我们要想办法借鉴、融入国际研究。那是在我 2004 年第二次出国培训的时候，在美国得州大学的 MD 安德森癌症诊疗中心，它应该是当时世界上最好的癌症中心，此时已经开始推动肺癌的多学科治疗。

我当时不知道，在 MD 安德森癌症诊疗中心有一个华人，现在在美国 MS 做放疗，名叫张玉娇，竟是我在上海医科大学的师兄。他是放疗科医生，后来认识了，我参加了他们的多学科讨论。

那个时候我就开始思考一个问题，我们的肺癌为什么要有内外科之分？患者得了病你管他是内科还是外科，只管看好就行了。所以我当时就想，这个是怎么来的？什么叫内病内治、外病外治？后来我就查了一下，原来肿瘤学是从肿瘤外科发展而来的，就是说原来认为肿瘤无药可治，只能手术切除，因此外科手术也就成了肿瘤唯一的治疗办法。所以直到今天，美国仍有一种乳腺癌扩大根治手术，是以当年第一个肿瘤外科医生赫斯特里的名字命名的。

因为是外科做手术，不同的外科做的部位不一样，于是也就有了我们现在的分类，比如你是搞肺的，他是搞食管的，便分成了肺癌外科、食管癌外科等，之后才有放疗科。因为肺癌的历史就是肿瘤的历史，后来在居里夫人发现元素'镭'之后，就有了放射治疗。等到了第二次世界大战后，随着化学抗癌药物的出现，才真正出现了肿瘤内科。

不管怎么治疗，对于肿瘤来说，任何一个学科都不可能单独解决问题，需要各科协作起来综合治疗。但综合治疗也不是把一大堆治疗方案一股脑地堆在一个人身上。说到底，它只是一种综合治疗方案，前提是得有一个合理有序的安排。比如说有个患者，应该是先手术再化疗，和先化疗再手术的结果肯定会大不一样。

所以，合理的多学科治疗就是我们要在治疗前充分讨论，而不是在手术做一半时说，我请陆医生再用内科治疗一下。所以多学科治疗就是在这个时候改变了我的理念。在美国得州大学进修时，我觉得我们应该学习他们那个模式，就是患者不知道该去哪个科治疗，像肺癌这种大病，是需要真正落实规范化综合治疗的。

患者更不知道到底是先开刀还是先化疗或者放疗，所以我们需要进行多学科讨论。这个讨论的模式后来也推动了我跟吴一龙教授之间的合作。实际上我们两人在中国是最早搞'单病种多学科诊疗中心'的。吴教授那里是广东省人民医院肺癌研究所，内外科在一起工作；而我们上海市肺部肿瘤临床医学中心也是内外科在一起，我这一个科既有内科也有外科的医生，我们就是这样搞'单病种多学科治疗'的。

说到我的老师廖美琳教授，我此生很幸运能有这样一位好老师！她是中国著名的肿瘤专家，而且还是肺癌专家。可以毫不夸张地说，她是中国肺癌

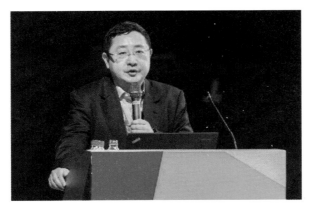

陆舜

很有影响力的一位学者。廖美琳教授曾殷切地期望后来者可以沿着他们那一代所认可的肺癌发展道路走下去。我也没想到自己为什么最后会成为她的接班人，但是她的学术影响力非常大。在我前面也有很多师兄、师姐，他们也都做得非常好。我个人感觉，可能是因为我这个人比较好学，或者我在她的学生当中英语算是比较好的，廖教授的期望更让我深刻领悟到了什么是'任重而道远'。

首先，我们的肺癌领域已经初步建立起了一支很好的队伍，这支队伍不管是基础研究、转化研究还是临床研究，都已经可以融入国际研究了；在这个基础上，我们才有资格来谈一谈未来的可能。可以说我们在 1999—2009 年是'赶潮儿'，有很多东西是在跟着国外的同行学，他们怎么做我们就基于中国人的特点再重复一次。2009 年，我们发布了 IPASS 研究。IPASS 给了我们很大信心，中国的制药工业也因此发展起来了。纵观这十年，也就是2009—2019 年，我想我们会从'赶潮儿'变成'弄潮儿'。所以我们跟国际上建立起了几个委员会，参与了方案的讨论。十年前我们是没有话语权的，人家提出什么方案我们仅仅是照着做而已。从 2019 年以后，你要是再问我，我会说放眼未来，我们会成为'领潮儿'。我之所以这么说，是基于中国国力的强盛、中国研究水平的提高和中国药企的发展。所以到时候我们会成为很多研究的主导者。

其次，我当然很清楚，我只是一根承前启后的接力棒，所以唯有将承前的压力化为启后的动力。前面几任主任委员就像一座座高山，矗立在我的面前，特别是吴一龙教授、周清华教授和王长利教授，都是国内、国际颇有造诣的学者，为中国的肺癌事业做出了很大贡献；另外还有许许多多像廖美琳教授那样的前辈，他们甘于奉献、不怕吃亏，一门心思地想把我们的肺癌研究做好。只有不断地努力才能将我们攻克肺癌的精神继承下来、传递下去，所以我们还要培养更多的年轻人。就像现在我们正在讨论、酝酿的这本关于中国肺癌发展的书，我觉得我们很有必要先把这些历史梳理清楚，然后再告诉青年一代何为中国攻克肺癌的精神、如何继承中国攻克肺癌的精神。这不仅仅是传承历史的问题，更是关系到我们攻克肺癌的事业能不能始终屹立于不败之地的大课题。只有牢记过去，不忘初心、砥砺前行，才能继往开来；只有继承，才能创新。这个使命一定要在我们这代人做好、做实，以便一代一代地传递下去。

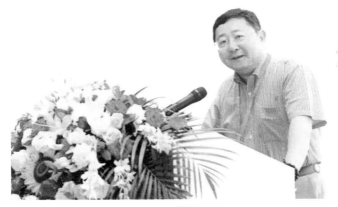

陆舜

此外，中国的肺癌研究能够走到今天虽说很不容易，但'肺癌大国'可不是一顶好帽子。我国的肺癌患者群体庞大，我们要把这个'肺癌罹患大国'变为'肺癌防治强国'，要尽我们所能，发挥我们的潜能，尽最大可能抑制住肺癌的发病率，力争早日摘掉这顶破帽子，也算是我们为全国人民所尽的绵薄之力。

我想，以上这些肺腑之言应该就是廖美琳教授对我们这些晚辈的期待。不忘初心也是我们医生应尽的天职。作为她的学生，我没什么过多好讲的，但我会继续带领我们的研究团队义无反顾、勇往直前！"

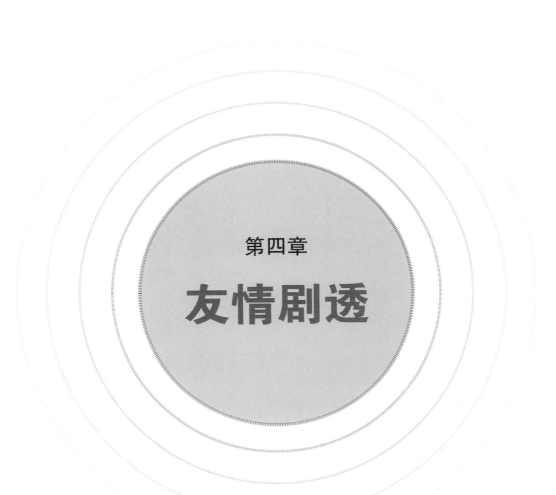

第四章

友情剧透

　　在肺癌专业委员会成立至今的 30 多年里，中国的肺癌学者以满腔的热情投身于肺癌防治事业，铸就了中国肺癌精神，创造了中国肺癌奇迹，涌现出一批批可歌可泣的人物。然而，这些以单位为家、视事业如生命的科研工作者也并非不食人间烟火的神仙，他们也有七情六欲和喜怒哀乐，平日里也离不开"柴米油盐酱醋茶"。除了在事业上取得的成就外，他们的生活中也有着许许多多故事，我们从对各位专家的采访录音中撷取一些加以整理，以便让广大读者能够全方位、多视角地了解这些令人敬仰的医务工作者，并更加全面地感受中国抗癌协会肺癌专业委员会 30 余年来的发展艰辛。

第一节 见证与反思——一位老外科人的独白

　　周允中，男，1959 年毕业于福建医学院，同年就职于上海市胸科医院，师从我国胸心外科创始人顾恺时教授，历任上海市胸科医院胸外科主任、上海市胸科医院院长、上海市胸部肿瘤研究所副所长，是上海市肺部肿瘤临床医学中心首席专家，并兼任上海第二医科大学教授、美国芝加哥大学客座教授、中华医学会心胸外科学会委员、中国抗癌协会肺癌专业委员会委员、上海医学会胸心外科专业委员会副主任委员、中国癌症研究基金会理事及中日消化外科学组成员；曾参加"八五"攻关等各类肺癌课题的研究，并荣获国家科技进步二等奖、上海市科技进步二等奖、上海市科技进步三等奖等多个奖项。2013 年，因成绩突出，周允中被第十三届全国肺癌学术会议授予"中国肺癌研究终身成就奖"。

　　上海市胸科医院在中国胸外科学术界的影响，集中体现在顾恺时教授主编的《胸心外科手术学》。周允中教授为完成该部巨著付出了巨大心血，最终使之成了中国胸外科医师最重要的指导书，为提高中国的胸外科整体水平做出不朽的贡献。

　　作为我国第一部系统介绍肺癌的专著，《肺癌》（第一版）由徐昌文、吴善芳、孙燕教授联合主编，曾荣获 1982 年度全国优秀科技图书一等奖。2008 年，周允中教授与廖美琳教授共同担纲主编了《肺癌》（第三版），并邀请国内外肺癌相关领域的知名学者参与撰修，使之保持了较高的学术地位，为肺癌工作者提供了有益而权威的参考指南，在肺癌学术领域拥有重要的影响力。

　　上海市胸科医院成立于 1957 年，是中国第一所胸科医院，作为中国卫生部胸外科唯一的培训基地，承担着国家胸心外科专业培训的重要责任。周允中教授年至耄耋却依然担任全国胸心外科学习班的班主任，迄今已先后举办 40 余期，为全国各省、市、自治区培养了近 5000 名学科带头人和业务骨干，真可谓"桃李满天下"。

　　周允中教授从医 50 余年，早期伴随顾恺时、吴善芳、黄偶麟及吴松昌等教授，见证了我国胸心外科开创发展的关键时期，并共同参与了肺癌领域许多开创性工作，其中包括顾恺时教授于 1958 年顺利实施上海市首例肺癌手术，20 世纪 70 年代吴善芳教授首次进入国际肺癌协会组织委员会，联合黄偶麟教授，作为中国气管外科的首创者，成功完成世界首例支气管倒置吻合术。

　　上海市胸科医院是国家最早成立的一个专科医院。当时我们对肺部肿瘤的认识还比较少，仅仅是在理论上或从国外资料上了解到一些情况。大概在 1958 年，我们的老院长顾恺时教授从美国回来后，在胸科医院就做了第一例肺癌手术。当时的主流的学术观点是如果通过外科手术（将肿瘤）彻底拿掉，对肺癌应该是最有效的。所以从那天起，便开始流传一种说法：外科一把刀走天下。当时的老百姓往往是难受得不行了才去医院看病，而且还只能在当地看，一般人没有条件来上海治病。20 世纪 70 年代末，我们收治的大多是晚期肺癌患者，外科医生们研究怎么能把肿瘤切下来，经常能看到多位专家在一起看片子，讨论手术方案。那时候没有 CT 和造影技术，只有很简单的正、侧位胸片，手术是真正要靠外科医生的经验和技巧完成的。

　　过去，肺癌治疗方案就是"内科用药，外科开刀"，当时内外科医生是走不到一起的。当时，很多内科大夫认为即使开刀也不能完全切除肿瘤，不如先用药物控制。开刀是死，不开刀也是死，与其挨一刀，还不如单纯地只做化疗。患者用药会产生很大的不良反应，患者有时候受不了。所以，就有人在思考能不能将这两种治疗方法结合起来。

　　这一想法在当时很前卫，具有开拓意义。在后来的工作中我们认识了当时国际上有名的肺癌专家，加强了与他们的联系，并从美国大医院引进技术搞动物实验，最后研发出了第一代肺腺癌菌种（疫苗）。当时胸科医院的条件很差，我们就在阳台上搭棚子，想办法进行空气净化，以培养菌种。令大家很欣慰的是我们在那种艰苦的条件下终于有了一些收获。后来吴善芳教授提出了一个理论：以手术为主多学科治疗肺癌。在这一理论指导下，我们不再只是依靠外科手术治疗肺癌，而是外科手术、化疗、放疗、中医等治疗方法齐头并进，这样一来，治疗效果有了一定提高。

但是怎么来正确对待各个学科之间的关系呢？面对肿瘤，我们可以选择内科治疗、外科治疗、中医治疗、放疗以及化疗等治疗方法，现在分工更细，我们创立了肺部肿瘤临床医学中心，把这些方法结合在一起，然后讨论、提出治疗方案。所以，我们开会时经常要花一天时间把多科的医生集中在一起讨论。这是个很好的方法，缩短了病期，减轻了患者负担，同时对阶段性的治疗也很有好处，今后应该推广。

在每一例手术完成之后，我们都会把标本切开来看，做细胞培养，然后分层，观察每一种细胞都在什么部位、肺癌分化的程度如何。就这样，在20世纪70年代末，我们得到了两条经验：第一，肺癌要以手术为主进行多学科治疗，不能再各专业单打单斗；第二，我们发现了肺癌的淋巴转移规律。目前为止，淋巴转移的重要性还是被世界公认的。所以，在日本、美国等国，专门有医生在开完刀以后把淋巴拿掉，然后他会告诉观摩的外科医生，对他们讲应该怎么做。

到目前，哪个部位的淋巴或哪个部位的肿瘤要切除，仍然是很重要的临床决策。刚开始取淋巴的时候，我们考虑的是凡是有肿瘤的地方，就把看到的淋巴全部取掉，拿干净对肿瘤治疗来说是很好的，但对患者的创伤也很大，所以不能盲目地把淋巴全都去除，只需要把重点的淋巴组去除掉即可，而且每一个淋巴结要通过病例看它是什么情况，证实我们的临床观点跟病理切片、病理结果是不是一致。

最近几年，我们"搞"微创手术，开始使用胸腔镜。刚开始做胸腔镜很困难，现在很成熟了。和传统标准手术相比，微创手术对患者有利的地方就是对患者来说恢复得快，患者可以进一步接受更多的治疗，下床以后各个功能恢复得较好。

胸腔微创手术刚兴起时，所出现的另外一种情况就是盲目跟风赶时髦，因此胸腔镜的手术指征放宽了。但在临床上并不是每个患者都适合，我曾经开几次会跟大家说明不要盲目，要实事求是。到目前为止，大家还是很赞同的，都觉得要有标准的手术指征才能开展胸腔镜手术。胸腔镜手术确实有很多好处，比如能缩短手术时间，减小患者麻醉的影响。但价位还是比一般手术高，对技术要求也较高。我曾建议，至少一个星期或者一个月，总要找到适当的患者来做开胸手术，一方面患者确实需要开胸，另一方面可以教育培养年轻医生。

针对癌症，现在业界比较认同的理论是"三早"：早发现、早诊断、早治疗，这是我们在20世纪80年代提出的，一直沿用到现在。从理论上讲，肿瘤细胞的增殖速度非常快，应该早发现早拿掉。抓"三早"，我们是经历了很大困难的。很多老百姓没有医学知识，当时我们到街道社区去讲课、搞普查，需要做街道干部的思想和科普工作，才有可能组织居民来参加。最基本的只是讲给他们听，对高危、抽烟等人群则送到医院普查体检。这样发现的患者会比较早，不会耽搁病情。另外我们还到云南一些地方，比如铜矿厂，去看那边的情况，琢磨他们那里怎么才能做到"三早"。

基本上每年或每两年都会有一次肺癌学术交流会议。以华东地区为主，北京则以阜外医院为主，还有广东的第一人民医院，以后天津和杭州的医院等也陆续加入进来了。之前我们和北京牵头组织了一些学术会议。现在的学术会议太多了，内容却差不多，想开就开，有点商业化了。没有必要这么开。要在提高会议质量方面下功夫，这个建议应该对于医学界有一定指导意义。过于频繁的会议，无论是在理论还是在技术提高方面，对医生益处不大，也占用了很多时间。

20世纪70—80年代，医生是真正为患者服务的，搞科研、搞学术都是这个目的。但随着科学技术的发展，是不是就真的不需要开胸手术了呢？还是说有些情况还是必须要开胸手术的？现在不是每个人都这样想，我们的社会舆论限制了我们走这条路。我总感觉，作为医务工作者应该实事求是。我们那个时候想的只有患者，没有自己。新的发现、发明都是为患者着想，不管是病情简单还是复杂的患者都很重视。

现在的人重视早期诊断和治疗，国家也在推分级治疗，但大家都挤到了北上广，有些真正需要去到大医院的患者反而增加了难度和成本。这些患者，我们告诉他需要分级诊疗，但是很有可能当地的医院就让他做手术了。遇到这种情况该怎么办？

我觉得一是要培养全科医生，但现在全科医生培养也有问题，理论知识不够，资格不够，经历不够。过去，我们的老师对我们教育是很严格的，但现在很多青年医生不是这样的，他们要么是纯理论，要么是纯外科，不是综合的、全面的。

还有就是医院里现在研究生、博士生人很多，是不是就等于你的病治疗的机会也多了？其实并不是这样。现在的毕业生还像是个小学生，满脑子只有课题，不知道肺癌治疗的整个过程，到医院来还得从头学起。

医生一定要守本分。医生就要有为人民服务的思想，像我多次提到的吴善芳教授，他最让人感动的地方就是没有自我，想到的只有科学、只有不断地攻克难关，怎么发动大家一起攻下肺癌。举个例子，他每天都要带着一帮学生去查房，一般是早上6点多钟进病房。我作为他的医生助理，他若6:30查房，我必须比他还早。我会前一天把所有患者处理好，不希望他找到我的差错。有一天，他查完房就去做自己的事情了，在病例台上夹个小纸条给我，上面写着"你要注意这些问题怎么处理"，然后列了好多条。看到这些我脸就红了，为什么自己没看到这些？怎么比他发现得晚？现在这种师生传帮带的例子很少了。

——周允中

第二节　女院长的心里话

程颖，女，1986年毕业于白求恩医科大学医疗专业，2001年破格晋升为主任医师，曾先后担任吉林省肿瘤医院化疗一科主任、副院长，现任吉林省肿瘤医院院长、吉林省肿瘤防治研究所所长、吉林省抗癌协会理事长、中国抗癌协会临床肿瘤学协作专业委员会执行副主委、肺癌专业委员会副主任委员；2009年荣获中国医师行业最高奖项——"中国医师奖"，2013年被中国科学技术协会评为"全国优秀科技工作者"荣誉称号，荣获2013年全国"五一劳动奖章"，2014年被中国医院协会评为"优秀医院院长"，是吉林省长春市人大代表。

程颖院长从事肿瘤内科工作近30年，致力于恶性肿瘤的基础及临床研究，在肺癌、乳腺癌、恶性淋巴瘤及胃肠道肿瘤的诊断、多学科治疗及肿瘤的靶向、免疫治疗方面均有建树，先后撰写了《中国临床肿瘤学教育专辑》《现代临床肿瘤学》《甲状腺癌、乳腺癌疾病诊疗学》等6部专业学术论著，发表学术论文60余篇，曾承担国家"十一五""十二五"重大科技攻关计划课题、国家"863"课题、国家自然科学基金及省市科研课题20余项。

作为中国肺癌专家组核心成员，程颖教授参与了卫生部肺癌诊疗指南的编写。作为中国胸部肿瘤协作组（CTONG）成员，参与临床试验研究90项，其中国际多中心临床试验25项。其科研课题《恶性淋巴瘤规范化诊断及治疗的基础与临床研究》在2006年获吉林省科技进步三等奖，《非小细胞肺癌个体化治疗》于2008年获吉林省科技进步二等奖，《乳腺癌及消化道肿瘤个体化治疗创新模式研究》获2013年度吉林省自然科学学术成果一等奖。

作为中国抗癌协会临床肿瘤学协作专业委员会执行副主委、肺癌专业委员会第六届副主任委员，程颖院长多次被邀请在全国性的肿瘤学术会议上讲学；作为省内肿瘤专科领域学术带头人，她还多次成功组织举办了吉林省与东北地区肿瘤学术研讨会，以及第五届中日韩肺癌专题研讨会。

围绕着自己所钟爱、熟悉的肺癌研究，程颖院长展开了话题：

　　我一直做肿瘤内科方面的研究，从毕业就是淋巴血液科工作，然后是消化内科。最初我是做乳腺癌方向的，在大概20多年前，乳腺癌在学术上是比较有价值的，也是研究得比较多的，所以我就把重点就放在了乳腺癌领域。而当时肿瘤学科并没有像今天这样分得那么清楚，那个时候我们什么病都治，从脑袋到脚底下，在这个过程中，可能在学术上或科研方向上会有一点点的侧重。我进入肺癌领域，最早源于吴一龙教授的带领，因为他当时在肺癌领域是很有造诣的。在和吴一龙教授认识之后，大概是在2003年或2004年，算是真正进入肺癌领域，这十几年的时间一直专注在肺癌的研究上。

　　在我看来，自身能力、团队、平台，对个人发展至关重要。我是很幸运的，能够进入肺癌领域，进入了抗癌协会肺癌专业委员会，而且一进入这个领域就直接做了常委。那个时候肺癌专业委员会常委也就十几个人，包括外科、放疗、内科、病理科、影像科的专家。这样一个综合的肿瘤研究团队，我有幸直接进入了常委的队列，对我个人来说真是很荣幸、很庆幸。一路走过来，一直跟着肺癌领域里以吴一龙教授为首的队伍共同成长，大家慢慢地就成了好朋友，包括陆舜、王洁等好多教授，大家一直既是学术上的战友，又是个人感情上的好朋友。吴一龙教授这种引领的作用是非常大的，尽管自己也一直对肺癌这个领域感兴趣，但能够一直坚持下来，这种引领的感召力是非常重要的。整个过程中，很多方面我们可以互相帮助、支持、鼓励。这是我讲的团队的第一个层面：肺癌专业委员会。团队的第二个层面就是我自己的团队。我们的科室，也就是我的肺部肿瘤团队，在我们吉林省肿瘤医院也是非常优秀的。整个团队有100多人，因为我自己是劳模，所以群众就说我们是"劳模创建的劳模工作室"。医院在政策上也给了我们很大支持，在这个领域也取得了一些成绩。我这个团队包括临床团队和药物临床研究团队。我们的药物临床机构在国内也非常知名，还有辅助诊断，包括影像诊断、病理诊断、化验室诊断、精准医疗等。现在我们许多研究都是跟国内、国际同步的，这些对我们都是非常重要的。

　　光有一个团队还不够，像一个学会这样的大家庭，大家相互协作、互相支撑，可以搭建一个很好的平台，然后大家可以在这个平台上做一些事情。国内的肺癌领域高手云集，专家实在是太多了，他们思维非常活跃，我跟他们在一起学习，大家共同推动着往前走，这对我的影响都非常大。可以说这个平台真的是太棒了，这个平台成就了我们。

人才的培养是一个难度很大的课题，包括在实验室这个层面上。之前我们做的都是"拿过来"的东西，都是成型的东西；现在开始慢慢做一些在医学机制方面或者更深层次上真正属于试验的东西。现在我们已经逐渐形成了人才梯队，未来全方位的高端人才会越来越多。人才越多，我们的实验室水平也就越高，科研能力也就越强，科研工作才会缓慢但坚实地往前推进。

我从 1997 年开始带这个团队，一路走来已经 20 多年了，最初就几个人，是我把这些来自五湖四海、四面八方的人组织在一起的。20 多年下来，现在我们这个团队可以说是兵强马壮，极具影响力、执行力和战斗力，是具有奉献精神的一个团队。每个人都发挥着非常重要的作用，都尽职尽责、勇于奉献，无论是在临床实践还是临床研究领域都具有了一定的影响力和品牌效应。我们这个中心所做的研究在国际上都是有口碑的，国外稽查团队也经常来我的团队开展相关稽查，每一次抽检的质量都特别好。这体现了我们这个团队的精神面貌，每个人都是团队的一分子，每个人都能把团队建设当成自己的事业，每个人的成长都是这个团队成长的一部分。

看到这样的结果，我自己真的很欣慰。除了带这个团队，我还是一院之长，医院有 1600 多号人。作为院长，连我都觉得这 10 年自己的变化非常之大。我最初对于研究的学术地位、影响力以及品牌效应等其实并不太在意，职业诉求并没有定位在我要做更有价值的医生，或者要创造出多少意义，给患者也好，给研究也好，只想努力做好。现在不一样了，随着实验研究越来越多，我觉得自己应该为患者、为社会贡献更多的价值。现在青年医生已经成长为骨干，他们定期开展演讲或学术讲座，变化太大了，进步也很快，跟十几年前简直不可同日而语。

事实上，我主要是想给年轻人一种理念，就是把我对职业的一种追求传递给他们。他们也觉得我在职业上有追求，一些医生们讲，从看一个人的精神面貌就能看出是不是我们团队的人。话是有点夸张，但这说明我是成功的，我把自己的职业追求传递给了他们。所以说要成为职业上有追求，工作上有目标的人。要给他目标，给他这样一个人生诉求，他就会觉得自己是在做一件有意义的事情；然后他也就愿意跟着你做。另外一点也很重要，就是凡要求他们做到的，你一定也要做到。我带团队最好的一个经验就是给他们一个愿景，给他们一个目标，给他们理想，给他们信念，给他们一个积极的人生观、价值观，然后再跟他们一起做。

俗话说"言传不如身教"，认认真真地做好每一件事就能体现出你的价值和水平。我最看重脚踏实地的人，我们所做的每一件事情都会踏踏实实地去做；所以在 2005 年研制新药的时候，我们的团队才会异军突起。我的作风就是这样，科学严谨，不做则已，一旦做事情，就不会以任何理由和借口给自己开脱。作为一个管理者，需要一个广度；但是作为专业人士，必须有一个深度。对临床医生来说，你的专注度，你的敬业精神、奉献精神，或者说你对事情的执着程度会成就你的事业。

我们这个团队是一步一个脚印不停地往前走的，每一步都有一个不同的愿景和目标，每一步都在带领着团队中的每一个人一起走。我当年所带的年轻医生，现在都成了科主任，然后这些科主任再带着更年轻的医生往前走，一路走来都是一种传承，就像接班一样。我的体会是一个年轻人刚来到这个团队，他实际上处在一个茫然状态。但是他看到你是这样的，他就会跟着你学，就会按着你的思维走，这样一个成长过程是非常快的，也很有代表性。

前一段我们医院新入职两位年轻人，一个是做大数据的，一个是做信息化管理的。我很清楚，他们有一段时间必定是茫然的，因为他们都是做事务性工作的。我在每周二专家门诊的时候带着他们，并要求他们观察出诊过程。同时在做健康管理的时候，带着他们，从患者来，到患者走，再到患者随访等。我让他们观察并思考，有哪些地方需要完善，哪些地方需要改进。他们就会给我写改进报告，告诉我他们觉得需要改进的地方。之前他们每天下班就急着走，因为都是小伙子，玩心重，喜欢一起下班去踢球。后来突然有天晚上我发现他们竟然开始加班了，还跟我解释说："院长，我今天没有做完事儿，需要再干一会儿。"就是说他有事情做了，为什么有事情做了？是他觉得这个事情他愿意做、喜欢做，他找到了他应该做的事儿了，或者找到了对的事儿了，他就有激情了，人也就开始迸发出一些光芒了；要不然天天不知道想做什么、该做什么，他就会麻木，就会颓废。有时候引导是非常重要的，要

101

启发他们独立的思考能力和对职业的诉求。所以说带他们说容易也容易、说难也难，关键是要用心，要有足够的耐心等待他们成长。

在 2000 年初的时候，我们只知道化疗，并不知道精准医疗。后来才知道了靶向治疗、精准医学等，才知道在这个领域中，我们中国人也是有一席之地的，吴一龙教授还有其他很多教授都在这里做出了很大贡献。现在我们在肺癌领域不单是在跟随别人，在某些方面甚至还在引领着国际上的研究速度和研究方向。但在最初的时候我们真的是一无所知。我们 2009 年才知道 IPASS 研究，IPASS 研究其实是开启精准医疗的一个里程碑，具有划时代的意义。从那儿之后，除了众所周知的一代、二代、三代靶向药物外，目前我们还可以做免疫靶向治疗。肺癌在这方面走到了前面，可以说大家做了非常多的工作。作为肺癌肺癌研究者和肺癌临床医生，我觉得自己是很幸运的，有好多的新产品或者新创药物助力我们帮助到患者。

在这个过程中，探索是无止境的。通过 IPASS 研究，我们开启了精准医疗时代。我们讲精准医疗其实是一个整体性的系统工程，发现靶点，再针对靶点研发新药，然后再做临床验证，验证之后再用于临床，整个过程是非常复杂的，涵盖了很多方面。我们的科学家在基础研究方面做出了巨大努力，像是免疫靶向治疗，如果没有这些科学家，我们根本不知道怎样才能做出创新药物来，也不知道要做什么样的检测。包括科学家、药物研发企业、基础研究者、临床研究者，每个环节都至关总要，缺一不可。

——程颖

吴一龙教授曾在不同场合多次提到程颖院长。

他说程颖院长在全国来说都是数得着的顶级院长，在世界上也很有名气。每当她在国际场合发言时，他都会坐在下面亲自听她讲，目的是为了给她加油打气。如果有一些问题是她回答不上来的，他会帮她回答。这充分表明了吴一龙教授对程颖院长的支持。

吴一龙教授还曾主动讲过他当初是如何拉程颖院长"入伙"的。他说他当时曾专门委托他的同事去探程颖院长的口风，想了解她究竟有没有兴趣参加肺癌临床试验团队。当时中国的肺癌研究存在明显地域性差异，地处东北的吉林省肿瘤医院无论是资源还是技术，与北上广深等信息发达的一线城市相比，均存在巨大差距。

程颖院长对此洞若观火。有一次，当吴一龙教授当面对她讲"程主任（当时她还是吉林省肿瘤医院的内科主任），你就别再做乳腺癌了，跟着我们一起做肺癌吧"时，她便义无反顾地加入了吴一龙教授所领导的团队，最终成了中国肺癌临床试验和科研团队中的中坚力量。

如今，每当聊起这一段趣闻，吴一龙教授总会将功劳归到程颖院长身上，说那是因为程院长本身非常优秀，不管是领悟力还是统领能力都非比寻常，因此才成就了今日的地位。

第三节 "患者挣钱不容易……"

毛伟敏，男，1980 年毕业于温州医学院医疗系，1995 年获硕士学位，至今已从事肿瘤外科临床、科研、教学工作近 40 年，历任浙江省肿瘤医院主任医师、院长，温州医学院外科学博士生导师，浙江中医药大内科学（肿瘤方向）硕士生导师，现任中国医师协会胸外科分会常委，中国抗癌协会肺癌专业委员会常委、副主任委员，浙江省医学会常务理事、肿瘤学分会副主委、胸心外科分会常委，浙江省抗癌协会常务理事。

从温州医学院毕业后，毛伟敏怀着一颗全心全意为患者服务的心，走上了"救死扶伤"的道路。他对患者有着深厚的感情，巴不得把学到的知识全都用在为患者的健康服务上。然而，初到浙江省肿瘤医院工作，面对着众多晚期癌症患者在死亡线上挣扎的惨象，那一双双渴望的眼神、一声声痛苦的呻吟，深深地刺痛了毛伟敏的心。他发誓要一定做一名治癌、防癌的好医生。

在这一信念驱使下，毛伟敏医生勇于付出、甘于奉献，不计个人得失。为了抢救患者，他经常几天几夜不回家，妻子女儿常常心疼地抱怨说："你还要不要这个家了？"患者及同事则称赞他是个"以院为家的人"。毛伟敏感到，良好的愿望并不能替代治癌的良药，只有学好过硬的技术、练好扎实的本领，才能攻克癌症这个顽疾。经过不懈努力、顽强拼搏，毛伟敏终于从一名普通的外科医生，迅速成长为在国内外具有较大影响力的癌症专家。

"肺癌是全世界范围内发病率和死亡率最高的恶性肿瘤之一。探索肺癌的发病机制，创新诊治关键技术，是临床医学中的难题。"一谈到自己的专业，毛伟敏教授便开始滔滔不绝。据他介绍，欧美国家在肺癌领域曾长期居于领先地位，但我国最近几年在该领域也达到了国际先进水平。毛伟敏教授所领导的"浙江省胸部肿瘤诊治技术研究重点实验室"自创建以来，针对肺癌的诊断、复发、转移和个体化综合诊疗等关键技术问题，进行了多年研究，提出了肺癌诊断和治疗新技术、新方法，建立和制定了肺癌综合诊治标准化流程，取得了许多创新性成果。

在众人眼中，毛伟敏教授思路严谨，思维敏锐，不仅领衔设计创新性研究课题，而且很多具体工作都要亲力亲为。面对有限的时间，他加倍工作，就连睡眠时间也不得不一减再减，以至于30多年来，他很少拥有一个完整的休息日。他深知，必须时刻与国内外最新科技接轨，站在高科技的前沿，不断学习、精益求精，才能更好地服务患者，实现自己的诺言。为了提高肺癌患者的生存率和生活质量，在21世纪初，他开辟了一条肺癌临床多学科综合治疗的新路，在浙江省肿瘤医院成立了"单病种癌症多学科诊疗中心"。该中心是我国最早几家类似的中心之一，它融手术、介入、中西医结合、放疗、化疗、康复治疗于一体，打破了以往单一学科医疗的治疗模式，为肺癌患者提供术前、术中、术后康复综合性整体医疗服务，带动了医院的学科发展，受到了患者的好评。为此，毛伟敏教授曾多次受邀到国外参加专业学术会议，并进行大会发言或专题学术交流。

凭借丰富的临床工作经验和创新研究成果，毛伟敏教授主编或参编了20余部专业著作，在国内外杂志上发表了150余篇学术论文，曾获省科技进步二、三等奖，省医药卫生创新一、二、三等奖共10余项。

30多年来，经毛伟敏教授诊治的患者多达上万人次，由他主持参与的手术有六七千台，工作量之大、压力之强可想而知。但他凭着强烈的使命感和责任感，细心地诊治每一位患者。多年来，面对络绎不绝的患者，毛伟敏教授总是细心聆听他们的每一句诉说，不厌其烦地向他们讲解病情和治疗方法，鼓励患者树立信心勇于战胜病魔。他处处为患者着想，满脑子是"钱"。但他想的不是如何挣患者的钱，而是怎么为患者省钱。他经常教育他的学生和手下的医生："患者挣钱不容易，生了病要花钱，尤其是得了癌症，用的钱就更多了。我们要牢牢掌握合理检查、合理用药、因病施治这个原则，能用便宜药就不要用贵的，能用国产的就不要用进口的，要尽量降低患者的医药花费，帮他们把好费用关，以减轻他们的负担。"

即使后来做了肿瘤医院的院长，毛伟敏教授仍坚持每天下病房，详细了解经治患者的病情变化，分析原因，指导危重患者各种复杂情况的处理。他注重人才培养，毫无保留地把自己丰富的临床经验和心得体会传授给了下级医生、进修医生和实习医生，为他们讲解本学科的新技术、新疗法及新进展。

为提高学术水平，他经常出面邀请国内外的各类专家来医院讲学，介绍经验，不仅提高了胸部肿瘤学科的诊治水平，而且还使得肿瘤医院的整体业务能力得以加强。截至目前，毛伟敏教授已经带出了 20 余名博士生、硕士生，他们眼下正奋战在各自的岗位上，为祖国的医学发展做出了应有的贡献。

作为肺癌领域的著名专家，毛伟敏教授在关注肺癌研究的同时，也十分关心医学人文建设。

我是搞胸外科的，已经从医 30 多年了，其实也等于搞了 30 多年肺癌。在这个过程中给我感触较深的是，在肺癌这个领域中，科学融合做得是比较好的，包括各领域的学科、人文融合。为什么这么说呢？从我做住院医师开始，所有学科的大医生都是单打独斗的。就是说，假如一个患者进来，如果说这个患者首先就诊的是一个外科医生，那外科医生就会想尽一切办法给他做手术，就不会想到给他用药治疗和放射治疗；假如这个患者"落在了"放疗科医生手里，那他就会想尽一切办法给他做放射治疗，而不会想到外科治疗或内科治疗。这几乎就是我们当时一个学科医生的法则。而我们走过的这 30 年，其实是各个学科逐步融合的 30 年。在肺癌领域，有学科不断融合的趋势；这种趋势，你也可以把它归结为一种"人文"。也就是说在肺癌领域，放疗、手术、化疗等三大支柱学科的融合，其实也是一种人文表现。

化疗以及现在药物治疗延伸的靶向治疗等分子生物学引导下的一些治疗，也算是内科治疗的一部分，现在还有许许多多这种治疗当中的其他亚学科类参与，也可以讲是一个大融合。随着这个大融合的不断加强，人文因素自然而然就加进来了，于是在这些学科的融合过程中，有关肺癌的许许多多的故事就慢慢诞生了。在这些故事里面，既有成功的经验，也有失败的教训。这也就意味着，我们原先那个靠单打独斗去对付一种疾病的经验，已经变得非常不切实际了。

现实就摆在我们面前，我们就一个中国，就一个舞台，所有的社会因素只能靠融合。只有这样，我们才能真正实现和谐。医学也可以是文科范畴的东西，或者说离不开文科，而我们医学界却仍然是把它作为单纯的理科来看待。其实文科与理科并不是相互矛盾、相互排斥的，他们之间也相兼容。

在医生看病过程中，你的患者首先是一个自然人，他是有思想的，是一个活生生的生命体，既有生命科学所定义的一切特征，又有人文的思想内涵。那么这一下就复杂了，在他身上不光有生物体特征，而且还包含了哲学及一切自然科学和非自然科学的背景。当你给他诊断疾病时，其实是在与他交流。所以，你看病的过程，实际上就是一个与他进行思想融合的过程。这就意味着我们这个时代必然是一个融合的时代。

从肺癌防治的发展中，我们也能体会到这一点。就是随着学科的不断壮大，融合的趋势也越来越明显。这样的一个过程，可以上溯到20世纪90年代，人们当时想到用药物治疗作为肺癌手术的辅助或轻辅助手段，但到了这个时代，人们开始了在肺癌晚期患者中去实施靶向治疗。这是一种用生物技术来完成相对精准治疗的手段，在今天看来很平常，但在20世纪，却只是研究人员的工作，我们临床医生只做临床医生的事儿。今天研究人员和临床医生走到了一起，不单单是我们这些肺癌医生，各个学科的医生也都到了一起，同时也把一些搞基础研究的人员融合在了一起。到了21世纪，我们又把信息学、物理学甚至是数学等其他很多跟理科有关的学科融了进来。所有这一切，都要靠我们的人文学理论，都需要在人文的层面进行更深度的融合。

因为目前靶向药物不良反应相对低一些，而疗效甚好，所以得到了患者的青睐，也得到了家属及老百姓的支持。其实，在一些治疗方面它可能和过去传统的治疗方法没啥两样，疗效基本相当，5年生存率也没有改善多少，或者说即便有改善也不明显；但是它有改善的趋势，也许将来能够大幅度改善。而老百姓在意的也许正是这一点，让他们看到了希望。所以当今医学的发展除了要努力延长患者的生命之外，还要加入人文的因素，让患者和患者家属心里面产生盼望，从而改变对我们这些医生的态度。这就是我想说的人文的真正意义。

人文其实可以从狭义和广义去理解。广义理解，人文是很广泛的，比如肺癌学科，就目前来讲，是一种需要高支持的疾病，但是我们现在有一个很好的检查能够对肺癌患者进行早期发现，低容量螺旋CT就能够做到这一点。早年我们在做普通X线检查时，至少要2厘米左右的病灶才可以在胸片里发现，现在做低剂量螺旋CT的话，它在2毫米左右就可以被发现。所以我们说对早期患者也好、晚期患者也好，需要对这两头的中间部分进行重点关注。而我们好像对中间这部分越来越忽视，对两头越来越重视，这个就需我们人文的关怀。对医生来说，心里要真正装着预防的概念，而不是单纯地为看病而看病。

当然，肺癌的早诊、早治特别重要。一级预防是病因级的预防，二级预防是早诊与早治的预防，这是非常重要的。我们在这方面走过了将近40年历程，做了一些工作，所以才使得浙江省的肺癌早期诊断要高出全国平均水平10%，说明防控工作是非常重要的。而这个防控工作其实也有很大的人文因素在里面。

在听说国家要将包括吉非替尼在内的36种药品纳入《国家基本医疗保险、工伤保险和生育保险药品目录》（2017年版）后，毛伟敏曾动情地说：

吉非替尼为EGFR突变型非小细胞肺癌一线治疗的标准方案之一，进入医保后，医生就可以作为首选方案给患者应用，操作更加简便，用药方案和疗程也更加规范化。而患者通过医保可以在医院购买原本难以负担的靶向药物，以缓解看病贵的现象，减轻了患者看病的负担。2017年年初，全国各地已纷纷开始执行新的医保政策，希望能有越来越多的靶向药进入医保，造福患者。

另外，国家的全民医保正在逐步覆盖，个人医疗负担比例已有大幅下降。患者可以获得规范化的治疗，以延长生存期，提高生活质量。医院作为最终的执行机构，一方面，我们正在积极更新2017版国家医保药品目录，争取与医保系统对接；另一方面，考虑到医院药品管理问题，我们要具体问题具体分析。对于费用高但是对癌症患者真正有益的，且能够延长患者生存的药物，医院还应考虑予以进药，这样患者才能够接受规范化治疗，真正获得益处。这需要政府加大对医疗机构的投入，帮助其解决外在的困难；医疗机构也要进行综合管理，遵循合理用药原则，利用有限的医疗资源更好地为患者和社会服务。

对于有更多需求的重点省市医院，广大患者希望当地的医保局能够开辟购药市场的想法也在情理之中。且国家医保政策也正在临床实践中不断完善，在院外定点药店购药再到医院报销的方式，也不失为解决患者用药难的策略之一。这也是让医保制度更快、更好地落实，以减轻参保人员药品费用负担、提高医保基金的使用效率的有效措施。

——毛伟敏

第四节 志愿——"临床科学家"

王洁，女，内科学博士、肿瘤学博士后，教授、博士生导师，曾任北京大学肿瘤医院胸部肿瘤内一科主任医师、科主任，现为中国医学科学院肿瘤医院内科主任，中国抗癌协会肺癌专业委员会副主任委员，中国抗癌协会临床肿瘤学会执行委员、小细胞肺癌专家委员会副主任委员、肉瘤专家委员会副主任委员，北京市医学会肿瘤专业委员会副主任委员，中国胸部肿瘤研究协作组（CTONG）成员；《中华结核与呼吸杂志》《中国肺癌杂志》*Thoracic Cancer* 编委。

我当年迈入肿瘤学大门的第一步，应该是从"华西"到"协和"。我当时是两所院校博士联合培养的对象，在协和时，呼吸内科的朱元珏教授是我的博士生导师。到了协和以后，就让我去做肺癌研究。因为当时朱老师自己并不做肿瘤，她主要是做 COPD（慢性阻塞性肺疾病）、哮喘之类的，但是她那时很看重肺癌，觉得肺癌在呼吸内科也是一个很重要的方向。

在我读博期间，细胞的凋亡研究刚刚兴起，我也做了很多与肺癌相关的细胞凋亡研究。后来在北大肿瘤医院作博士后期间，我到了呼吸内科，当时的呼吸内科现在叫胸部肿瘤内一科了，所以我觉得我进入肿瘤这个圈子有偶然也有必然，好像就是应该做这个专业似的。当时我选择医学也是因为家里有很多人都是学医的，我考大学的时候也没想到别的专业，做肿瘤也是到了协和医院以后做了肺癌研究，然后去了北大肿瘤医院也有相对应的肺癌学科。所以一路走来，没有什么很纠结的选择，就是水到渠成、顺其自然地就选了。

1999 年 6 月，我踏进了北大肿瘤医院的大门。那时候因为老主任，也是我的老师，刘叙仪教授到退休年龄了，需要一个接班人；而当时"北肿"缺 1978—1980 年或 1979—1982 年这批人，因为他们都出国了。从这个角度来说，我觉得我是比较幸运的，所以当时老主任退了以后，医院的徐光伟院长就决定让我来接这个科。那会儿我才 34 岁，在医院里当主任，我觉得我是比较年轻的。当时真的是很年轻，什么都不知道，临床经验也没有，现在想起来真觉得后怕。但当时并没有感到压力，就觉得是应该的，还真有点"初生牛犊不怕虎"的劲头。当然了，有时候还是会战战兢兢的，要带领大家一起往前走，毕竟底蕴不是很厚。

在"带队"的这段时间里，我有一些感悟：在团队当中，真诚是第一个层面。在待人方面，需要把大家团结起来，让大家都感受到这个集体的凝聚和温暖。第二个层面就是在学术上一定要带领大家。团队里面每个人都有优点、有亮点，但是也有不足的地方，作为领导一定要扬长避短，把每个人的优势都发挥出来，同时要吸引更多有才能的年轻人加入团队。当然自我严格要求我觉得还是很重要的，应该从各个方面以身作则，包括做人和做事，也包括在临床工作中和学术上，都需要严谨、认真、细致的态度。

在我的从医道路上，对我影响最大的有这么几个阶段。

第一个阶段就是我从华西去协和之后，两所学校都是国内非常好的医学院校，都有非常深厚的底蕴。包括华西的导师让我去协和，也是很重要的一步，因为协和在北京，可以使你的眼界更开阔。

作为临床医生，无论是对内科、外科还是放疗等工作，我有一些天然的敏锐和直觉。在临床工作需要有捕获一些很微小信息的能力，比如说这个患者的症状我需要怎么样去鉴别诊断。这个是最初步的，但是对临床的内科医生来说是最重要的，看到一个病症要马上反应过来是哪几种现象。

第二个阶段就是到北京大学肿瘤医院这段时间。到"北肿"之后，我们的老院长徐光炜教授，也是我们国内肿瘤界的老前辈，当时对我寄予厚望，因为当时我博士后一出站他就让我接主任岗位，那是1999年。当时我就跟徐院长提出，想去国外看一看，开阔一下眼界再回来。他说不行，说以后再回来就没有这个机会了，因为这个职位不可能空缺一两年等你。他还说你要是留下来，以后不出去我们也会赶你出去的，我们这个位置是需要人，需要一个有能力做转化研究的医生，需要一个全方位的临床培养，所以说以后你不想出去都要出去，但是现在不能出去，你现在得接这个主任，必须留下来。我思考了以后，决定听他的。我觉得这也是我很重要的一步，因为它结束了我学习研究的阶段，真正让我成为一名医生。

　　当时北大肿瘤医院呼吸科在刘主任带领下，在全国应该也是一流的，因为那时候还没有靶向治疗，只有化疗。手术很重要，但是当时我们的内科治疗，也就是化疗已经进入三代药物时代了。我留下来以后，在各方面的挑战是很严峻的，因为我必须传承，必须把老一代的好东西保留下来，然后再发扬光大，同时我们还要有新的东西。在我 2002 年出国之前，我一共在北大肿瘤医院干了三年。在这三年中，整个肿瘤研究还在起步阶段，但是前面已经有很多年的基础了。我觉得还是应该不断地前行。

　　第三个重要阶段是从 2002 年 12 月后的两年。当时由徐院长出面，去找了 MD 安德森癌症诊疗中心在疼痛方面国际上非常著名的一个教授，然后再由她辗转联系到了我后来在美国的导师。他建议我去申请肿瘤研究学院发展计划的一个托管项目，这个托管项目主要是资助第三世界癌症研究助理教授级以上的一个计划，由他出面，我很快就申请到了，然后就如愿去了美国，去之后他们给了我一个副教授的职位。和直接联系实验室的访问学者不一样的是，因为我拿的是美国政府的钱，所以我有一半的时间可以在临床工作，可以跟着他们去临床学习。那两年也是我非常重要的两年，第一天去见我的导师时，他对我说的话我至今还记忆犹新。他说一看到我就觉得我未来应该是一个非常优秀的临床医生，并且说临床医生有几个比较深入的层次，第一个层次是亦步亦趋地跟着人家，别人怎么做你就怎么做；第二个层次是可能你临床掌握得非常非常好，但仅仅是临床；第三个层次就是做一个临床科学家，就是你要善于把临床问题转化为科学问题，去通过研究解决这些问题然后再回来指导你的临床。我的导师是一个临床医生，但是他在肺癌方面做了很多这样的工作。他当时这么说了之后，我的目标就明确了：我就是要成为一个能够解决临床问题并有科研能力的临床科学家。而且北京大学肿瘤医院也不是一个单纯的临床医院，它也是研究型医院；而我们的科室也是研究型科室。

　　那两年是我在事业的道路上，包括在人生的道路上都非常重要的两年，我就是心无旁骛，一天到晚从家到病房再到实验室，三点一线，也没有那么多扰乱工作的事儿。那两年我非常非常清醒，不断地去看、去学，看了不少他们这种模式。中国和美国在医疗体系上还是有差异的，有些也是我们需要借鉴和学习的。

我感受到的第一个大的差异是：我们去的时候，他们的"多学科"已经建立起了体系，成了他们临床工作中的常规。他们每个单病种都有 MDT（多学科会诊），甚至他们的 MDT 可以安排在同一个楼层上，比如我们的胸部肿瘤外科和胸部肿瘤内科是在一个楼层，都是在大楼的第九层；但是放疗比较特殊一点，放疗必须要有一个专门的楼，要有防护。他们的办公室，胸外科和胸内科都是挨着的，两个门进去各有一个通道。这当时对我的触动是非常大的，当时国内绝大部分的医院还都在单打独斗，包括我们医院在那个时候也是内科、外科、放疗各自为政，没有多学科会诊这种概念的。

第二个差异就是他们的临床试验。像我刚去的时候，40% ~ 50% 的患者都是要进入临床试验的。他们有专门的研究护士是不上临床治疗的，他们还有医生助理。在去看患者的时候，他们是一个团队，比如说医生带着医生助理和研究护士，如果研究护士没去，要看这个试验适合哪种研究，马上一个电话就会把研究护士叫过来，然后再去看患者、去筛选患者等。当时给我的感受就是他们的临床研究做得实在是太好了，当然转化研究就更不用说了。

第三个差异就是患者的参与度是很高的。那时候在我们这儿，甚至包括现在，很多都在讲医疗保护，都是告诉患者家属患者的基本情况，却不告诉患者真实情况。但是我在那儿的时候，每周有两天半的时间跟他们出门诊。大夫去了之后，患者在那儿很安静地等着，在见到医生之后，他们会有很多问题，然后医生也不会隐瞒他，就说你现在发展到什么阶段了，转移到什么部位了。他们那边的患者是要求医生如实地告诉他，很少有人说要做医疗保护，要去瞒着什么的，都是如实地说，互相讨论。

在 2005 年回到国内在病房继续当主任时，我就做了几件事儿。

第一件事就是建立了 MDT，我们应该是国内最早做 MDT 的。那个时候都说我们是"三驾马车"，因为我们的徐院长把胸外科的一个主任，放疗科的一个副主任全部都派去美国了，都是搞肺癌的，而且也都在 MD 安德森癌症诊疗中心。只是我先去，他们两个晚去了一段时间，但回来的时间都差不多，都是 2004 年底、2005 年初左右。回来之后，我们便在 2005 年 4 月份开始做 MDT，就每周进行多学科的讨论。

　　那时候大家还没有这个概念，在 2006 年我们才有全国性的大会，现在还在办，每两年一届，就是中美肺癌多学科论坛，一直就这样办。我记得 2006 年是第一届，是在我们"北肿"那边昆玉河旁边的一个宾馆举办的，当时还邀请了好多人。后来吴一龙教授还说，你那时候真胆大，刚从美国回来就在肺癌专委会里找各个医院的主任去参加你们的会议。那个时候是第一届，很有历史感，一直到现在还在办，这是第一个 MDT 会议，被北京大学肿瘤医院给办起来了。

　　第二件事是研究护士团队的建立。我回来之后很快有一个协和毕业的护理硕士，原是我们科的护士长，后来去护理部当了主任。我就对她说要是有大本或者研究生毕业的护士一定要分到我这儿来。有一天她就带了一个小姑娘来，那个小姑娘现在已经是我们北大肿瘤医院某病房的护士长了，研究做得非常好。她是我们北大肿瘤医院第一个专门做研究的护士，她现在也培养了很多各科的研究护士。现在"北肿"的研究护士已经是一个团队了，后来慢慢有很多科也学我们，要求护理部分配一个研究型护士。

　　第三件事就是我们对患者的教育和医患的沟通。我们在每个月最后一周的周四跟患者进行交流，这个也持续了很多年；至少在我离开"北肿"的时候，这个模式还存在。让患者有这种意识，参与感更强，现在的患者和十年前的患者完全不一样。十年前的患者很多都不知道，而现在患者很多东西都知道。

　　第四件事是我觉得最重要的，就是我们这个团队一定要有一个研究方向；我们这个方向应该是独特的，应该是别的团队做得比较少的，或没有做过、没有涉足的。所以当时我们的转化研究就选择了液体活检，到了 2009 年的时候，我们就在 JCO（《临床肿瘤学杂志》）上发了一篇论文，这应该是胸部肿瘤内科里面的第一篇文章。那个时候靶向治疗、EGFR 还没有完全被认可，IPASS 是 2009 年报的，但是 2009 年我们的 EGFR 已经发表了相关研究。因为突变从血液里面是容易拿到的，还有它的表达或者扩张，这两个当时我们也做了一些标本研究，但我们认为这个血液的 EGFR 应该是个很重要的概念。这篇文章发表后当时有很多质疑，不像现在，EGFR 甚至已经写在指南里面了，而当时没有，我们觉得还是很难的。

　　在这个时代做临床医生一方面是幸运的，因为毕竟这十多年的发展是跨越性的，我们这一代人比我们的老师们幸运多了，我们处在各种各样的信息里，各种各样的新技术、新思路、新药物不断涌现，这是个黄金时代；但另一方面，我们又不得不面临更严峻的挑战。在这个时代里，你要想做一个实干家，或者成为一名优秀的临床科学家，势必要接受更严格的要求，要随时关注国际、国内的动向，要持续深入地去探究这些临床科学问题，并且还要把它们融入到临床实践当中。就像在查房的时候，你对学生的指导，不仅仅是指导他会开几个方案，你还要告诉他这背后是一个什么样的问题导致了这一现象，可以从哪些方面去做研究；让他们不但要"知其然"，更要"知其所以然"。所以这种挑战让我感觉每天都有好多工作要做，每天都是太阳刚刚升起就得考虑一整天的事情。

总的来说，现在的肺癌研究，需要我们在更精准的基础上开展一些更好的试验，除了基础的转化研究外，我们也要很好地依靠国家研究中心这个平台。毕竟国家新药研究还是有历史的，我们要传承这个历史。不能一味地重复别人的工作，尤其是一味地重复国外研究人员的工作，要不断地创新。其实国外在研究里面也有很多没有解决的问题，那么他们没有解决的问题，就是我们的创新点。

在这个时代，像肺癌专业委员会这样的机构非常重要，可以把大家的力量整合在一起。小到一个科室、一家医院，大到一个领域，大家可以借助于专委会一起沟通、交流、合作，这个平台是非常重要的。我们在这个平台里不断成长、不断接受外界给我们的机会、机遇，在 2009 年改选的时候，包括在吴一龙教授、周清华教授的支持之下，我做了肺癌专业委员会的常委，2017 年又做了副主委。当然不是说职位的高低，而是说你不但能够加入到这个团队里面，而且还能够不断地成长和进步。

不只是继续教育，还有合作研究，包括教授之间的感情交流、沟通。和吴教授、周教授、王教授、陆教授相互沟通，这种交流和沟通是非常关键的，这个过程本身就是一个思考的过程。我们可以像老一辈培养我们那样去培养下一代，从而做到传承、继承、发扬、创新。

——王洁

第五节 "我们的故事很简单"

讲起自己的青年时代，吴一龙教授的脸上露出了轻松的笑容：

其实我们的故事很简单的，可以说非常简单。

1977年恢复了高考，大家又可以考大学了。报考医学院，我当时也没想太多，并没有什么"救死扶伤""革命的人道主义"那样的崇高理想，说白了就是想有个铁饭碗。所以当年填报志愿我第一个报了中山医学院，第二个报了华南师范学院，还有两个中专，一个是广州邮电学校，另一个我忘记了，反正一个是医生，一个是老师，还有一个可能要做邮递员。现在看这些职业似乎有点风马牛不相及，但当时的想法很单纯，就是想将来能有一个稳定的工作。这差不多是当时所有人的想法。

在大学期间的状态，现在的年轻人是完全无法想象的。我们那批人非常勤奋，常常天不亮就起床，然后出去占座位，包括图书馆、大教室等，晚上很晚了才回到宿舍。根本不像现在，哪有时间玩儿游戏、谈恋爱啊？那时候学校也不允许，我们就是一门心思地读书。

当时大学里有个老师，我们都非常崇拜他。为什么崇拜他呢？主要是他讲课讲得好。那时候也没有幻灯、没有电脑什么的，讲课主要靠板书。那个老师的板书非常好，讲到什么地方插一个什么字、留一个多大的空儿，什么时间讲什么内容，全都是事先设计好的，上他的课就像看演出，完全是一种艺术享受。所以大家都很喜欢上他的课，对他崇拜得不得了。他也非常严谨、非常严格，不但教会了我们怎么做学问，也教会了我们怎么做人。所以现在回顾一下，我觉得在那时候就已经奠定了我今天的基础。

当年我发现医学史非常有意思。在整个医学发展过程中，一些伟大的人物都有过非常痛苦、矛盾的经历，有的甚至还献出了自己的生命。比如当年的赛尔维特医生，因为解剖人体进行医学研究而被活活烧死了。于是我就参考我们所学的内容，写了一篇文章，名字叫《禁不住的真理》，发表在一本杂志上。那时候一个大三的学生能够在杂志上发表文章，是很风光的事情。所以这件事成了一个引子，让我对写文章、办杂志产生了浓厚兴趣。后来我们干脆自己办了一本杂志，叫《中国医学生》。

这本杂志创刊后，在医学院校大受欢迎，在校医学生几乎人手一册。杂志的主要内容是学生们的生活点滴、老师们的求学经历、医学史上的有趣事件等。估计上点年纪的人现在还会记得这本杂志，它是一本很正规的杂志，有官方给的刊号，从1982年到1986年，一共出了四年，其中很多专栏都出自我的手。

在国内有一个非常有名的生命科学家叫饶毅，从美国留学回来的，原来在北大任职，最近被美国给拒签了。他是帮我们推广《中国医学生》的，可以说是通信员吧。那会儿我们也没有工资，都是志愿的。当然，后来拿到了一些稿费，一篇长点的文章可以拿几十块钱。现在看不算什么，但在当时已经很高了。要知道我大学毕业刚工作那会儿，我的工资才61块钱；而写一篇文章就能拿到几十块，所以已经相当不错。当时有一句口号，就是"让一部分人先富起来"，这么看，我应该也算是先富起来的那部分。

办杂志这个经历虽然短暂，却让我们开阔了眼界。后来在1983年，我们又办了另一份杂志，就是那本《家庭医生》。这本杂志现在还在，而且好像办得还蛮好的，但刚办的时候也是困难重重，争议蛮大的。主要是关于杂志风格，有人想办成通俗一些的，加进去一些爱情、感情等内容；但另外有人觉得应该办成严肃的、关注人们健康的杂志。

我们1982年创办《中国医学生》，1983年创办《家庭医生》，主要是因为精力充沛，除了学习外，不想浪费自己的时间。这个兴趣一直被我保持到了参加工作，后来毕业了、上班了，我仍坚持每天给《家庭医生》写稿子，然后跟几个人商量，这一期还差什么东西，再赶回去写。一般凌晨两三点钟能把初稿赶出来，而第二天一大早还要去上班，多亏当时年轻，要搁到现在，绝对吃不消。辛苦是辛苦了一些，但也练就了我现在的写作水平，没有这样一个高强度的训练，今天要写这么多东西简直是不可思议。

那时候我就开始搞肿瘤了，记得我做的第一台手术是结肠癌手术，不过我做得最好的手术是乳腺癌，而不是肺癌，后来做得多了慢慢就成长起来了。

到了 1986 年，我遇到一个机会，说可以出国进修一段时间。当时出国的话呢，大多是去德国。因为那是公派留学，上面指定只能去德国，不像现在，你可以随便选择去哪里，那时候就连工作单位都是分配的。所以我还是比较幸运的，毕业后留在了附属医院，而且没工作几年就遇到了这么一个机会。

到德国后才知道他们的医学是最厉害的，其实在历史上他们就挺厉害。因为德意志民族是一个非常严谨的民族，严谨到你几乎不可想象。他们什么事情都是按部就班，包括你的日常生活，包括你要去什么地方、如何去，统统都是事先规划好的。我也没有不适应，入乡随俗，既然大家都这样，我也照着做就是了；而你也只能这样做，因为没有选择的余地。现在回想起来，我觉得这是给我的又一个非常好的训练。

刚去的时候真叫一个累，工作不说，单说住的地方，那是"女王基金会"提供给我的，离我上班的医院非常远。我早上要转两趟地铁，再换一次公共汽车，花上一个多小时才能到达单位。那时候他们的上班时间是早上 7 点半，所有外科医生必须按时到场。那我基本上 5 点就要爬起来，然后随便弄点东西吃，5 点半就得出门。好在德国的公交系统都非常准时，就像钟表似的，几点几分到站牌上写得清清楚楚，而且几乎分秒不差。所以我就提前算好时间，坐几点的地铁到哪里，然后几点换乘，几点赶公共汽车，印象中好像从没迟到过。所以你们看我直到现在都很准时，就是在那会儿养成的习惯。

然后就是工作，早上到了以后你要把一天的工作都准备好，包括给患者抽血、做 X 线检查等，还要把那些拍好的片子按顺序排在那个观片灯上，等教授来了好一起讨论。这还没说进手术室呢，等进了手术室就更不得了了，一直干到下午 3 点、3 点半也是常有的事儿，接下来还得安排明天的手术、跟患者谈话等，几乎每天都是 4 点多才下班，然后再坐一个多小时的地铁、公交，晚上 6 点左右到家。常常是到家后往床上一躺，就再也不想起来了。你说能不累吗？再加上饮食又不习惯，所以有一阵儿我甚至还得了低血糖。好在那段时间没持续多久，大概也就两三个月吧，我就向医院申请了一个房间，起码把路上来回三个多小时的时间省下来了。

当时，有一件事情对我触动很大。有一天下午，我跟着老师去听第二天的手术安排。办公室里坐着两位白发苍苍的老人，看起来像是老教授，因为身穿白大褂的医生们都毕恭毕敬地站在他们身边。医生们针对患者的片子、病情挨个发表了意见，最后老师进行了总结。然后轮到那两位"老教授"做最后陈述了，他们说听了你们的介绍后，我们了解了我们的病情，也知道了几种治疗方案和你们的想法。

原来，这两位老人根本不是什么"老教授"，而是那个被讨论的病例的患者。最后他们选择了医生推荐的治疗方式。

我感到震撼，原来医生应该这么当啊！这一下彻底打开了我的思路，从此以后，不管是临床还是科研，我都有了一个全新的视角，我把自己完全摆到了患者的位置上。

当然，除了这些外我还学到了一样，那就是吃苦。就连那样的条件我都能挺得住，那还有什么困难我不能克服？当然，学术上的长进就更不用说了，那是让我终身受益的事情。所以后来我也就不害怕困难了，在困难的地方，只要做出一点小成绩，就能让我们获得满足感。一个人在成长过程中必须能够不断地获得满足感，如果老是失败的话，那就没意思了，会挫伤你的自信心和进取心；然后呢，小小的一点满足，让我们高兴一下，我们就会有动力继续往下走。其实这也是人生的道路所必须具备的，就是要不断地给自己一些满足感和成就感。

从德国回来以后，我参加了一个国家级项目，是专门研究肿瘤高危因素的。这个研究非常有意思，并不是说我在里面起了多大作用或做出了多大贡献，而是我有机会跟一帮统计学家一起工作。因为这些高危因素的研究，需要临床流行病学统计，所以这个课题组里面就来了一大批国内当时最优秀的统计学专家，而我是唯一一个参与其中的临床医生。

这么一干就是五年。在这五年中，我整天跟这帮统计学专家泡在一起，跟他们相处得非常好，我学到了不少统计学与流行病学知识。这些东西在今天看来至关重要，给我的工作提供了巨大帮助。因为后来在做临床试验时，有很多关于数学模型的东西，参与研究的临床医生没有一个能搞明白的，但是我懂。要是没有这些统计学知识，那么后来的这些工作简直是不可想象的。

在这个过程中还发生了一件事情。大概是在 1997 年的时候，我读到一篇文章，我完全看不懂，因为它中间出现了许多"森林图"什么的，还有一大堆个人资料的综合分析。我就拿这些东西去问那帮搞统计的老师，但他们也不知道，甚至听都没听说过。在这种情况下，我就写信向我在德国的老师请教。老师回信解释说，过去的研究只是依据少数患者的个人资料得出的结论，这种新的研究方法是把所有患者的数据都纳入数据库中进行计算；而"森林图"的每一条线就代表一个研究群体，研究对象越多，结论越可信。

原来这是一种新的医学理论。等我花了两年时间把它彻底整明白以后，我就迷上了它；因为这个理论告诉我们，我们过去很多习以为常的治疗方法，其实都是有问题的。我们好心按照我们过去的临床经验来为患者提供的治疗措施，其实有可能是错的。但是在这种分析方法诞生之前，我们只能靠着这些经验和个别文献做出诊断，然后告诉患者说结果就是这样。

现在我们都知道，这个新的理论就是"循证医学"。所以为什么在1997年我会在全国大力推广，就是因为我知道它功能强大，知道它会给我们的医学带来一场变革，而后来的事实也确实证明了这一点。在2000年的时候，我又办了一本杂志，名字就叫《循证医学》。那么后来的事情你们都清楚了，在引进循证医学概念的基础上，我们又做了很多事情，其中就包括关于肺癌的各项临床试验。这些话题现在早就众所周知了，在这里实在没必要再重复一遍。

——吴一龙

吴一龙教授曾经说："作为一名医生，我们不应该只满足于我们日常的工作，我们一定要敢于挑战未来。挑战未来是为了能够给患者提供更好的医疗照护，这也是让我们在医学的道路上继续前行的唯一动力。我相信二十几家临床中心经过这样一个研究之后，他们也会有所共识的。不忘初心、砥砺前行，这是我对他们的期望。对于患者来说，我们非常感谢他们的参与，我也希望更多的患者能够摒弃'参与临床试验是去做小白鼠'这样一种想法，能够更多地参与到临床试验中，从而为我们的医学发展做出贡献。而现在的临床试验也确实会给患者带来更多的临床获益。"

第六节　来自基础研究者的深情

汪惠，女，1939 年生于成都，1963 年毕业于北京医学院医疗系，后被分配到北京市结核病胸部肿瘤研究所（现为首都医科大学附属北京胸科医院）工作。汪惠教授长期致力于我国肺癌细胞分子生物学研究，是我国著名的肺癌分子生物学专家，是肺癌基础研究的奠基人和拓荒者；曾先后担任北京市结核病胸部肿瘤研究所研究实习员、助理研究员、副研究员、研究员、副所长，是北京市突出贡献奖获得者和享受国务院特殊津贴的专家。

汪惠教授曾荣获卫生部科技进步一等奖一项，北京市科技进步二等奖、三等奖多项，培养博士、硕士研究生近 20 名，在国内外期刊上发表论文共计 200 多篇，主编与参编肺癌及其他专著、教材 10 多部。

2013 年，因成绩突出，汪惠教授被第十三届全国肺癌学术会议授予"中国肺癌研究终身成就奖"。

我是学医疗的，1963 年北医毕业，毕业之后实际上应该到临床去，我却被分配去了研究所。当时我们这个研究所是原卫生部的，叫结核病研究所。当年还没有肿瘤的问题，国家早期以传染病为主，就在那里建立了一个结核病研究所。我去的时候研究所已经很成规模了，当时的所长是一个从法国回来的老专家，是专门搞结核病的，愿意开展业务，就四处招兵买马。我们当时一下子就分去了 20 多个人，我和我先生都是那时候去的。我们刚去的时候，我被分去搞疫苗，我先生被分去搞药，我们俩就分开在那儿做。

后来有一个契机，我转到了肺癌。当时，辛育龄是我们的副院长，他是胸外科专家，后来成了中日友好医院的第一任院长。他业务能力很强，开胸的基本功非常不错，当时搞针刺麻醉，西哈努克亲王都到我们这里参观过。他这个人非常有眼光，决定开展肺癌研究。因为 20 世纪 70 年代，国外已经开始重视肺癌研究了，我们还主要停留在肺结核等传染病方面的研究。但在那之后，据说周恩来总理也看出了这个苗头，便召集大家一起研究，最后成立了肿瘤防治研究办公室。就这样，我被辛育龄拉着，搞起了肺癌。

当时的困难非常大，刚开始时我一边搞肺癌一边干别的，到了20世纪70年代后期，大约1975年、1976年，我便专门做起了肺癌研究。当时困难挺大的，首先是没有技术，其次是没有设备。现在做一个细胞培养很轻松，培养基、血清都是现成的，实验室也有；但当时什么都没有，甚至整个医院连一本国外杂志都找不到，查资料、看文献要到协和去。再者，当时国内做细胞培养，做成的只有食管癌，肺癌一例也没有。

所以我们的第一个目标就是做细胞培养，要先建立一个体外模型出来，于是我们就到处求人。我们的领导挺支持我们，木工、电工、水工等，不管批没批，上面同意不同意，过来就给我们做，就在实验室的一间空房子里，我们打造了一个操作台。从那儿开始，我们就自己做培养基。血清是我们跑到红星公社自己去拉牛，把小牛拉回来自己宰，然后自备血清。另外当时也没有倒置的显微镜，我们就把显微镜拿绳子绑上倒过来用。没有培养细胞的培养皿，国内也没有卖的，毕竟我们刚开展，从哪儿买也不知道，我们就跑到医科院找了一些替代品。

就这样，在那个条件下我们开始了工作。但做了以后才知道，在技术上我们确实也是一片空白。我们就到北大去，请教她们如何做细胞培养。但她们也没有做成过，只给我们讲了一些支离破碎的方法。但我们没有放弃，只管一遍一遍地做，结果还是我们第一个做出来了。在1978年，我们建立了全国第一个鳞癌细胞模型，获得了当年北京市科技进步二等奖。当时来参加评审的专家给了我们很高的评价，还为此专门拍了一部纪录片，说是要看细胞分裂什么的。我们所本来是搞肺结核的，所以有人对这些工作不太理解，也不太了解，后来一看，我们还真做成了，把细胞模型给建起来了，他们也就慢慢地不说什么了。

这是第一步，但也是关键的一步，我们开展起来了。为什么我们一定要做肺癌呢？是因为当时肺癌的发病率正在上升，肺结核已经降下来了，而且由辛育龄院长亲自挑头，我们也看到了这个趋势。在这个大的背景下，我们就转而做了肺癌。就这样，我们建起了第一个肺癌细胞系统，接下来就趁热打铁，把所有不同的肺癌组织全建起来了，其中包括腺癌、鳞癌、小细胞肺癌等。

当时我们连二氧化碳培养箱都没有，在国内买不上，到国外买吧，又没有经费。当时不像现在，可以申请课题什么的。后来我通过私人关系搞到了一个，然后自己又照着做了一个。但我的体会，很关键的一点是细胞培养并非我们的最终目标，我们不是为了培养细胞而做细胞培养，我们的目的是为了研究肺癌细胞的分子生物学，它无非是体外的一个非常重要的工具。人体体内怎么研究啊？因此只能先在体外培养细胞，建立体外模型，然后再从细胞生物学到分子生物学。

完成细胞培养后，下一步就是建立模型。因为模拟体内环境还需要一些东西，需要一些成熟的东西过渡到这样的环境。建立动物模型也很困难，比如说建立一个细胞系，首先需要培养成功，要几个月以上。在体外培养细胞，一个非常突出的问题是，细胞组织取出来后，不可能是纯的癌组织或癌细胞，有很多纤维细胞、成纤维细胞长得特别快，所以癌组织细胞根本就起不来了。

这就要靠个人精心地去做。怎么精心呢？把培养细胞取来之后，一个是胰酶消化，一个是组织培养，一个是组织块培养。在做的时候心里特着急，三天两头地看，看它长没长。实际上，错就错在经常看它。你把它拿出来之后又要分析、又要看显微镜，起码得 20 分钟，会影响它的生长。而成纤维细胞不怕，所以它就长得特别快。我们后来就特别注意，两个礼拜之后再看，这期间绝对不去看它。两个礼拜之后拿出来一看，有苗头了，成纤维细胞长了，它也长了，就在显微镜下，把成纤维细胞刮掉，把肿瘤细胞留下。

另外，胰酶消化方面也特别重要。胰蛋白酶的温度、处理的温度、处理的时间、处理的速度等细节都很关键。其实我们做得特别快，1978 年就建立起了第一个肺癌细胞系统，应该算是很快了。我们当时都在研究所住，半夜醒来都要从家属楼跑到实验室看温度，怕温度不稳定，出问题。所以在这种条件下能够做起来，也是很不容易的。

当时我和我先生俩人一块儿研究，成功之后他就到国外去进修了。他是研究抗体的，我们细胞培养出来以后，他就开始做抗体。就靠我们这几个人，愣是把肺癌细胞的抗体全都做出来了。我先生是 1982 年出国的，抗体的制备是我们 1978—1982 年间的工作。后来我也到了美国，研究细胞生物学和分子生物学，开始只做细胞，做细胞代谢。

当时正好赶上分子生物学兴起。分子生物学介入到医学，其中非常重要的一点是，癌变的基因突变基础是发生癌的主要本质的东西。那会儿这方面的研究刚开始，所以我就转了一个实验室，是专门研究分子生物学的。我当时用了一年左右的时间，去专门学习如何结合分子生物学技术进行肺癌细胞的研究。

我回国之后基本上把这些技术全带回来了，所以我们的研究又从细胞水平进入到了分子水平。当时我和我的学生做了很多癌症基因，有些很重要的，和肺癌相关。后来我们专门做了抑癌基因 p53 的突变，研究了它在肺癌里的发生率、发生的外显组织的位置以及对非编码区的影响。此后我的工作就集中到了 p53 的 C- 末端研究，重点是研究它对肺癌细胞生长和药物敏感的影响。

从 20 世纪 70 年代一直到现在的 40 多年间就是一个缩影，通过它能够看我们在肺癌领域的研究是怎样从空白进入到细胞、分子水平的。我们发展是跟国内的整体技术发展保持同步的，有些研究是与临床比较贴近的。现在讲的精准医学实际上就是个体化治疗，因为基因水平不一样，现在给患者用药之后，对患者个体来说不是一概地 100%、30% 或 20% 有效。所以临床用药时要从基因层面上来筛选究竟用什么药物好，这样也可以促进基础研究；但这是一个逐渐发展的过程，需要借助国外的一些技术。当年我第一次去国外的时候，我们那个实验室只有"老板"有台苹果电脑，而且还没有网络；但当我在 1987 年第二次出国进修的时候，电脑、互联网都已经普及了，这个速度实在是太快了。所以我回国的时候，赶紧把图书馆的计算机网络建立了起来。大家后来要看什么书都可以去那里看，再不用跑协和了，方便多了。

我第二次到美国还去了北伊利诺伊大学，那是一所很好的大学。我到他们那儿去的时候，他们正在做白血病，也就是研究怎么诊断白血病、促进白血病的治疗。他们是从蛋白分析开始，主要做信号通路研究。他们当时就在做这些，我看到后拿回来就有了思路，思路通了就可以做了，后来我们又把它借鉴到了肺癌学科。我当时还去了人类基因组研究所、美国国家癌症研究所、美国食品与药品管理局等很多地方。因为当时在做基因治疗，都想了解一下，看看基因治疗到底能不能做下去。

说到基因治疗，我们主要做了 p53，又做了抑癌基因。抑癌基因突变了，突变以后就长癌了。所以给他补充正常的 p53 进去，由腺病毒携带，把它打进去，现在叫"病毒载体疫苗"。但实际上做了很长时间，做不下去了，原因是它太局限，必须打在肿瘤上，但是无法把所有的瘤细胞都打中。从国外回来后，我就把我们基因治疗的工程给停了，再后来就转到了 p53 的信号通路的研究上。

我认为，从临床来说 p53 基因是一个很强大的抑癌基因，如果它能够充分发挥作用，实际上应该比疫苗还要厉害。人体是一个很好的调节器，自我调节的机能非常强；但它里面很大一部分是基础水平，所以我们应该考虑如何把它的自身调节潜力挖掘出来。我当时就想，先不管 p53 基因的全功能，先让它提高部分功能，把影响它、抑制它的东西"拿掉"，让它能够发挥作用，这个对临床会是一件很好的事情。

我们这个研究所不像科学院里专门做基础研究的那些研究所，我们要与临床结合。临床提出来的问题，应该就是我们的课题。比如说现在的一些新药，像易瑞沙等，临床应用时 50% 有效，怎样让"无效"变得"有效"是我们应该考虑的问题。还有一个问题就是，开始有效，但是后来没有效果了，内部究竟发生了怎样的基因变化？我们有能力得到标本，所以我主张我们的研究生课题应该和临床密切结合。这个方向是我们多年以来都坚持的，看我们过去做的工作就知道了。比如抗体研究最后也是落实到诊断、治疗方面；癌性细胞因子、做肿瘤、做白细胞介素 -2 等研究，也都在临床上取得了很好的效果，所有这些应该都是优势。

所以我特别坚持一个观点：我们的研究课题应该和临床紧密结合，要对学生有帮助。并且我们和临床结合还有个特点，就是我们招研究生，临床大夫也招研究生，他们招收的博士、硕士放到我们实验室里来；研究课题都是和他们的导师商量好的，都是与临床特别有关的，这样也可以促进我们了解临床工作。另外他们来了以后，还可以做一些和他们临床工作有关的研究。

所以我们实验室当年开辟的这条路，就是一条和临床合作的新路。当然，也不完全是我们开辟的，在我们前一辈、老一辈的时候就奠定了这个基础。这样一条路子现在看是走对了，体现了我们基础研究与临床工作的密切关系，也体现了国内肺癌领域的团结。

——汪惠

第七节 "作为中国人，这是天经地义的"

莫树锦，英文名 Tony Mok，1960 年 5 月出生于香港，1984 年毕业于加拿大艾尔伯塔大学医学系，1989 年在多伦多玛嘉烈医院考取肿瘤内科院士资格，1996 年回到香港，现任香港中文大学威尔斯医院临床肿瘤学系副教授、威尔斯医院患者癌症资源中心主管、香港癌症医疗协会主席、肺癌科研学会主席，主要从事教学、肿瘤科临床、肺癌及肝癌科研。2001 年 1 月，莫树锦教授参与创立了"综合癌症科研中心"，主要发展科研临床服务、基础与临床应用。2002 年，他联合其他亚太地区，包括中国、韩国及澳洲国家的科研中心主管，创办了"肺癌科研学会"并兼任主席。这个学会的使命主要是合作推进临床试验，控制试验计划的品质及质量，并与欧美国家进行连接。2004 年，莫树锦教授积极奔走，与吴一龙教授一道推动中国肺癌团队参与国际多中心临床研究 INTEREST；2006 年，又与吴一龙教授共同设计开展了 IPASS 研究，从而为中国的肺癌研究做出了不朽的贡献，被誉为"沟通东西方肺癌研究的桥梁"。

莫树锦教授多年来致力于肺癌生物标记物的研究，其多项研究均处于世界领先地位。他于 2009 年发表论文，确认有"基因变异"的癌症患者更适合接受标靶治疗，这为肺癌的治疗提供了新的方向。2018 年，作为全球第一个把"个体化治疗"概念应用到晚期肺癌的临床科研人员，莫树锦教授荣获欧洲肿瘤学会（ESMO）所颁发的"终身成就奖"，并与同年获评香港"2018 年最广获征引研究人员"。

我是 16 岁的时候到加拿大来念书的，很明显就是在香港，怎么说呢？一定进不了大学了。因为我还是玩的时间比较多。我是念这个"modern school"（模范学校，类似于中国大陆地区的职业学校——编者注）的。那时我很喜欢海洋生物，想当一名海洋生物学家。但是到了加拿大，发现我住的地方根本没有海洋。就是在那个时候，我学习的兴趣从海洋生物转到了医科上。

当然，那个时候我是一个海外留学生。推荐我的人告诉我，海外的留学生不能念医科，因为面临着语言方面的挑战，难度太高了。那我就要念给你看，这也是对我个人的挑战。加拿大跟美国是一样的，有医学预科，在念医学预科的时候要很努力。而我的医生职业生涯就是从那时候开始的。

我从加拿大艾尔伯塔大学医学系毕业之后就留在了加拿大，当时多伦多的士嘉堡地区有很多华人，但我是那里唯一讲中文的医师。1996 年回香港工作是因为一个偶然的机会。当时我回香港看望父母，在医院遇见了香港中文大学的一位副教授。会面之后，他们的"老板"给了我一个录用通知，我当时一点儿准备也没有，唯一知道的就是他们的一位副教授要离开。让我放弃在加拿大的事业，主要有两个方面的原因，一是如果我留在加拿大，我知道十年后发生的事情，都是一样的，我还是会做一个肿瘤科医生，没有什么大的改变；而如果回到香港我可能会有一个改变的机会。第二个方面的原因就是我拿的是西方国家的资质，接受的是西方国家的培训，如果回来，一定可以跟我们国家的研究人员合作，为国家做一点事情。所以要问我为什么会有这样一种心愿，很简单，我是中国人。也就是说中国人为中国做一点事情是天经地义的。

1996 年我回到了香港。刚回来的时候，几乎没有人做肺癌研究，让我来做的这块工作的意思是说"反正这些瓶瓶罐罐的东西也没人要，您就随便拿去吧！"

在那个年代，肺癌为什么是一个"没人要"的东西呢？这主要是因为当时除了一线肺癌药物就没其他研究进展了，而且除了几家被人熟知的制药企业外没有新的研究团队开发肺癌药物。当时我就想，那好吧，你不要我要吧，我就开始了我的肺癌研究。当时很困难的，一切几乎都是从零开始。

虽然当时我一直都想回国做些事情，但是那时候什么研究也没有，就是很简单的日常工作。直到有一天有人和我说他们希望在香港做一点研究，但是只有两万美金经费。就这样，用两万美金的单笔研究经费，我一共找了46 个患者，研究就开展起来了，其实在之后的研究中很多时候就是这样，经费是次要的。这是我回香港后所做的第一项研究，很简单，却是一个开端。通过这项研究，我们联络了香港不少资源，而且最后的结果还发表在了

CANCER（《癌症》期刊）上。在这项研究完成之后，他们就希望将我的研究带到中国跟东南亚去。那么在 *CANCER* 上发表文章之后，国内知道的人也多了，我就去到广州、上海等地讲课。1998 年我在广州认识了吴一龙和张力教授，在上海认识了周彩存和陆舜教授，后来大家就成了朋友。当时整个中国也在肺癌方面基本上没什么研究，但那个时候大家成了朋友，而且都有一个想法，就是将中国的肺癌研究搞得好一点，那么我就要求做一个有关肺癌的临床研究。后来的所有研究，包括 INTEREST，都是那个时候开始的。很明显，因为肺癌研究的复杂性，我们这些人有可能一生也做不了一项非常好的研究，大家聚在一起做事情，可以说是增强我们力量的唯一方法。大家反正是好友，好朋友在一块儿做些事情也是理所当然的。

有些研究团队是先有组织后有人，我们不一样，我们是先有人才有组织。若不是情投意合，我们就不会走到一起；我们先走到一起后，才成立了这个团队。所以我们的研究团队内部很团结，基本上没有什么分歧。团结这一点其实很简单，因为我们开始就是朋友，不是因为从事肺癌研究而成为朋友，而是因为朋友才在一起研究肺癌。

IPASS 是第一个重要的国际研究，那个时候还没有很好的基础和条件，那么为什么这么大的一个研究会在当时放国内来进行？原因是这个样子的：当年，美国有一个团队，曾经进行过一个类似的研究，因为他们没能从美国食品与药品监督管理局拿到许可，所以失败了。IPASS 是我和美国相关研究人员共同进行的，但是因为他们的失败，使我成为唯一的牵头人。我成为牵头人之后，我就跟他们的组织者讨论下面该怎么办。我说，美国若不行，接下来能够参与试验的患者最多的一定是中国、日本和东南亚国家，IPASS 研究一定要有中国和日本的参与。中国最终入组了 300 个患者，日本 250 个。在我们把这个研究带到中国的时候，说是多中心，但不是所有的中心水平都很高。我们就要求他们多一点训练，多一点沟通。我们不仅要让广州和上海的肺癌研究中心有水平，还要让全中国 20 多个研究中心都要有水平。所以说那个时候我们共同推动了中国各个研究中心的建设。就是以这样一种方式，使得他们有深度、有力度、有机会能够把 IPASS 试验做好。做好之后，他们逐渐成了有能力的研究中心，吴一龙教授便牵头把他们召集在一起，成立了中国胸部肿瘤研究协作组。

这不是一下子起来的，是一个慢慢转变的过程。就这样，通过 IPASS 研究，使中国的肺癌诊治水平在很短时间内得到了提高。

2018 年 10 月欧洲肿瘤学会为我颁发"终身成就奖"的时候，我发表了演讲。我的演讲的最后一段说到我一生最大的成就，就是能跟志同道合的朋友一起为患者创造希望；但是这个造梦的过程是跟我的好朋友一块儿完成的。那是我一生中最重要的事情。

在发展的过程中，我们理念方面可能有些不同，理念的不一样就是学术上的分歧，这种现象经常出现，不可能我们在专业领域的意见上完全一致。而学术交流和讨论沟通就是我们处理分歧的最好办法。

对于年轻人，我总是能够帮什么就帮什么。比如说为他们很多人安排到国外演讲的机会等。因为我在国际上还有那么一点点影响，我能够将中国年轻的一代肺癌研究人员带到国外。

谈到麻烦，在日常工作中必然是经常遇到的，往往是一个问题解决了，另一个问题就会冒出来，每天都会有不同的问题。我们的工作就是解决问题，我们的研究也是为了解决问题。当问题来的时候，你就用心去解决它，一个人解决不了的时候，就去找朋友们帮忙，就是这个样子。我的信条是麻烦越小越好，如有需要，就去找朋友们帮忙。因为我知道，我帮助别人，别人有一天也会帮我的。

我不能容忍"中国没有医学文化"的说法，患者太多是非常重要的原因。一天面对 100 个患者，怎么有时间去谈论医学人文与医学文化？任何有感情、有思想的生命，都需要花时间去思考。医生花点时间去了解一下他们的困难，有时候就是多说一两句，就有了感情。这就是人与人的沟通，文化就是从这方面来的。所以，不是说中国没有医学文化，而是中国医生没有时间来谈文化，就这么简单。

每个医生的工作都是由他的心开始的。环境可能不那么好，若是你的心是对的，你可以在这个环境中做到最好；但是若你的心不进去，或者你的心不是放在患者身上，就算环境再好，也弄不出什么好的文化来。所以我们训练医生时不仅是训练他的能力，还要训练他的心。

——莫树锦

第八节　做医生一定要善良

　　我接手肺癌专业委员会是在 2013 年，随着中国抗癌协会的成长、发展，各个专业委员会的发展也越来越好、越来越大，受关注程度越来越高。那个时候除了中华医学会之外，在肿瘤界中国抗癌协会的影响力是非常大的，下面各个专业委员会也是非常有影响力的。肺癌又格外受到关注，因为患者多，从事肺癌工作的人员也非常多。中国抗癌协会在发展，肺癌专业委员会也在发展。在我换届的时候，我们肺癌专业委员会的会员，在整个中国抗癌协会里面算是非常多的。

　　在组织结构上我们也做了一些适当的改进，成立了几个学组，包括外科学组、内科学组、放疗学组，最先成立的是外科学组和内科学组。这是在组织建设上所做的一些工作，这是从组织的角度上看，只有把这些事情做好了，学会才能发展得更好。当然我们也有不足的地方，譬如在临床研究方面有欠缺，因为一届就几年，很快就过去了，能做的事情是非常有限的，当时将精力主要集中在了学会的组织建设上。

　　我们当时主要面对地市级医院，目标是提高地市级医院的肺癌诊疗水平。当时的一个情况是，我们开会的时候，大多数三甲医院，就是省市级医院的这些专家们，他们讲得都很好。我相信他们工作做得也非常好，他们的中心也建得挺好，但并不是所有的医院，比如说地市级医院就有些差距，他们特别需要这种规范的和前沿的培训。刚开始主要是针对肺癌的外科诊治进行规范，指出外科手术怎么做是规范的，怎么做是不规范的。我们以外科学组的名义，做了很多巡讲的工作。后来内科也做了类似的工作。

　　规范诊疗肯定是有一些困难的，但是阻力倒不是很大。因为我们很明确，目标就是针对地市级，在进程中要把地市级医院的医生请过来，我们当时非常感谢众多公司协助我们做的这些事情。其实最大的问题是怎么请这些医生，怎么把他们组织起来，仅仅靠学会这个力量是很难实现的。在这个过程中，从我内心讲，非常感谢那些外企，也包括一些国企，他们在学术推广方面起了非常大的作用。

因为我是搞外科的，外科的规范由我组织，内科则是陆舜教授来做的，我们都在做这个事情。外科主要是手术，单纯讲不行，得有实力去做这个手术。有时候你要演示的话就得请一些专家来做，来示范手术。我当时印象很深刻，邀请了几次我们国内外科手术做得规范的专家，每次请他们，他们都会非常爽快地答应，对这项工作都非常支持。他们牺牲了自己的休息时间，来支持我们这个事情，这让我非常感动。大家其实都是为了一个追求，人都有理想，没理想做不了事情的。

说到理想，小的时候老师总是告诉我们，人应该有理想，没理想不行，可总是听不进去。一直到我工作十几年以后，在我带别人的时候，我才有了点体会。因为从小学到初中再到高中、大学，特别是在小学的时候和初中、高中的时候，理想这个词很抽象、很空泛，到底什么是理想？但实际上，当你有了体会的时候，它很具体。作为你的奋斗方向，你想干什么？你的目标是什么？怎么去实现你的目标？这都是理想！

人的悟性是不同的，有的外科医生手术做得非常好，有的就不怎么样，就是因为悟性不同。可有的医生，除了手术外别的什么也不懂。我自己就是这样，比如说玩儿，我什么都不会，扑克、麻将我真的都不玩儿，喝茶、品茶什么的我也一窍不通；但是你让我一上手术我就特别兴奋。这可能就是人们常说的'各守一精'吧，可能你对这个有悟性，他对那个有悟性，但整个来说，还是得有目标、方向，得有一个自己喜欢的职业，才能发展得更好。但喜欢不喜欢，并不是一成不变的。有的人恨不能一生下来就想做一个专家医生，对我来讲不是这样的，我可以说是被迫的。上大学、考大学的时候填志愿，我第四志愿报的才是医学专业。那时候不像现在，一本、二本，我们那个年代是没有的，就是五个志愿。我第四志愿报的哈尔滨医科大学，没想到竟然被录取了。我也不知道这分是多少，在当时我的分数还可以，也许就是命运吧，当时并不是我多喜欢医生这个职业。怎么才能好好当大夫呢？把人做好了，对患者要关心。关心患者的层面也是不一样的，天天跟患者微笑，和风细雨地说话，因为患者愿意听；还有一点更重要，那就是要把人家的病给看准了，把人的病给看好了。但比这个更重要的是，做医生一定要善良，不善良绝对干不好医生这份工作。

所以我们在巡讲时，除了技术层面的培训，还会利用这样的机会，给大家讲如何对待患者，这也很重要。无论是在我自己的中心也好，还是外出开会的时候，如果有这方面的话题，我总会讲一件事情：一定要想到每一个肿瘤患者的家庭，他们全家都非常沮丧，这是大家都能够看到的现象。我们做医生的千万不要再给他们伤口上撒盐，你不经意的一句话可能会让他非常痛苦，你认真地、好好地给他们说一下，给他们减压，他们可能就会是另外一种感觉。所以我们做医生的必须得善良，要设身处地去体会患者的感受，要学会给患者和家属减压。

我每次出门诊，都会面对很多早期的肺癌患者。现在对于小的结节，老百姓都会说"磨玻璃"。这种小结节很多，尽管现在的专家对这个做得很好，观察得也很好，但是你要知道，更多的患者在查体时发现这种结节，还是会有点"谈磨玻璃色变"的感觉，很紧张，特别是女患者，更容易纠结。遇到女患者该怎么办呢？我经常跟她们说没问题，肯定没问题。我告诉她，即使是肺癌，做手术就治愈了，不做手术也能活得好好的。我还会告诉她，如果做手术的话，无论你是现在做、三个月以后做，还是一年以后做，没什么区别的，放心好了，回家该吃饭吃饭，该生活生活，不要有什么包袱。所以，找我看病的人，在门诊的时候，我从来不会告诉他们说需要马上手术，不手术将怎么着了，不要那么说。那对于晚期患者呢？比方说一个确实很晚的、没有救的患者，我的原则也是永远给患者希望，不管他有没有治疗价值。跟家属可能需要一个直截了当的沟通，但对患者，一定不能让他绝望。

这么多年的临床实践让我得出一个结论，那就是人都是有弱点的，人都有求生的欲望。这么多年来我没有看到几个患者说"我不需要治疗"，然后很潇洒地告诉你说"我没事儿，不要再治了"，所有的患者都想得到治疗。我们不能跟他说没救了，这个病已经没办法了；要告诉他我们还有办法，哪怕说的是谎言，这种善意的谎言还是要说的。哪怕到最后一刻，到他闭上眼睛之前，也最好不要让他太痛苦，要想方设法不让他绝望，这是医生应该做的事情。

在平时看病的时候，经常会遇到这样的情况，家属总会说，"我们总也不敢去，怕患者怎么着怎么着。"我现在一遇到这样的家属就会说，"你停下，你不要这么说，你回去跟患者好好交流，你看他还想不想治病。"还是印证了那句话，患者想治病，总是想方设法要治疗。为什么在我们中国那些假药那么有市场？就是因为它老给患者希望。你看那些假药在宣传的时候，都是给患者希望的。我要让患者有信心，这个信心其实挺重要的；除非是临终的，若不是临终的患者，都不应该使他们丧失活下去的希望。

生活中这样的现象很多，有的人很开朗，能够正确对待自己的疾病，他就活得好好的，而有的人恰恰相反。我们单位就有这样的人，还在正常上班呢，一查体是肺癌，但是比较晚一些了，结果十天半个月人就没了，因为他老往窄处想。但是说实话，这个工作很难做，我们做医生的也是说别人可以，要是真搁在自己身上，估计也好不到哪里去。这就是我说的人性，谁也逃脱不掉的。所以我们这些医生一定要善良，要体恤患者的痛苦。

我们知道，肺癌的关键在于早发现、早确诊、早治疗，对于早发现，大家一直都在想办法，这里有几个方面，一个是影像学的发展，一个是血检。经常有人说一滴血就能确诊，但到现在为止在技术上还是不靠谱，肺癌的早期诊断还要靠影像。在 2015 年时，在北美有一个筛查结果，那是第一次大样本的影像学筛查，是第一次 CT 跟胸片针对高危人群所做的筛查，结果使死亡风险下降了 20%。目前主要还是靠影像来对肺癌做出早期诊断，其他的办法大家也都在做，但到目前为止，国内国外还都没有更好的办法出来，只是看到了某种趋势。

在 10 年以前、20 年以前，那时候我们做的手术 50% ~ 60% 是ⅢA 期的，但到了 2016—2017 年，我协助做了一个调查，结论是我们现在的手术患者70% 都是Ⅰ期的。这里面有 60% ~ 70% 是筛查来的，体检发现的。我们现在的手术，死亡率已经非常低了。过去患者那些大瘤子，影响很大的，死亡率肯定高，得抢救，发生意外的概率很大。现在的麻醉技术、微创技术都赶上来了，大的中心里面 80% ~ 90% 都是微创手术，而微创手术基本上都是早期的，几乎全是Ⅰ期、Ⅱ期。

——王长利

第九节　传承、进取，一生的担当

　　我小学毕业的时候是 1978 年，刚刚恢复高考。也就在这一年，小学升初中也恢复了考试，那年我考上了上海一所比较牛的中学——华东师范大学第二附属中学，可以说是当时上海最好的中学之一。记得那是一个大热天，我跑去给我母亲报喜。我母亲当然也很高兴，就走了大概三四公里的路，从上班的地方拎着一个大暖瓶，大中午回来给我烧饭吃。在吃午饭的时候，她还在跟我们讲，我们家都是要读书的，都要把书读好。在吃饭过程中，她说她有点头晕。我那个时候还是个顽皮的孩子，虽说成绩比较好，但也很贪玩的，正好又赶上放暑假，就买了一张电影票，打算下午去看电影。电影的名字我记得很清楚，叫《牛虻》。旁边邻居说我母亲这个头晕一定是中暑了，休息休息就好了。我当时也没多想，就跑去看电影了。

　　等我差不多下午三点钟看完电影回来时，发现我母亲已经被送医院抢救了，我就心急火燎地跑向医院。那是我们家附近上海一个区的中心医院，当时也没有 CT，但是人已经昏迷了，临床考虑是脑出血。到后来我学了医才知道，那是蛛网膜下腔出血。在吃午饭的时候一家人还好好的呢，但一回头自己最亲的人突然间就神志不清，三天后就过世了！这样一个打击，对我这个十二三岁的孩子到底意味着什么，可想而知。

　　这件事是我一生挥之不去的阴霾，迫使我下决心一定要当一名医生救亲人、治患者。我中学时学习也挺好，毕业以后如愿以偿地考上了上海医科大学，那是全上海最好的一所医学院校，然后便如愿做了医生。这就是我最初选择学医的背景，当然，我家里包括我母亲和我姐姐也都从事与医疗相关的行业，这是第二个潜移默化促使我学医的原因。

　　也许是我母亲去世这件事对我的打击太大了，所以我一直想弄明白，一个好好的人怎么就一下子病倒了，然后怎么就一下与我们阴阳两隔了。

　　带着这些疑问，我跨入了上海医科大学的大门。当时叫"上海第一医学院"，是后来才改为上海医科大学。我当时念的是医疗系，那会儿好像男孩子都希望最后能去外科，我当然也不例外。当时医院的胸外科和心脏外科属于比较厉害的科室，所以我就想到上海市胸科医院的胸外科工作。但到了医院以后才知道，具体去哪个科是医院分配的，由不得自己决定。当时医院就让我去了呼吸内科，一开始是在呼吸内科搞呼吸；后来因为我的老师廖美琳教授是做肺癌的，我也就跟着去到肺内科做了肺癌医生，就这么一步一步走到了现在。

廖教授一辈子没有带过研究生，也就是说她从没做过研究生导师。那会儿我们医院采取的是师傅带徒弟的方式，就是医院给你推荐一些年轻人，你可以从中选几个自己带。后来由于毕业生越来越多，医院干脆让这些年轻人自己挑老师，然后像打擂台一样进行比赛，再由老师亲自考核决定要谁或是不要谁。我当时就挑了廖教授，她也选了我，就这样我成了她的学生。虽然我不是她带的研究生，但是我们这层关系要比导师与研究生更亲近。她那时对我非常关心，晚上经常打电话问我在干什么，我写的文章也常常被她改得面目全非。老太太非常认真，对我们既严格又细心，不但教会了我们怎么做事，还身体力行地教会了我们如何做人、如何做医生。就是这种师傅带徒弟的形式，奠定了我与廖教授的关系。实践证明，上海市胸科医院的这种人才培养计划还是相当成功的，这么多年来，像廖美琳、周允中等老一辈专家为全国各地培养了一批又一批肺内科和胸外科专家。

我一直觉得做肺癌研究是我的幸运，因为当时上海市胸科医院肺内科的主任就是廖美琳教授。廖教授长期从事肺癌研究，在业内拥有极高的地位。我很庆幸在自己的职业生涯刚起步时，就能遇到这样一位大师，因此我就跟着她一点一滴地学习。我是 1988 年进入上海市胸科医院的，到 1996 年，我经过考试，获得了世界卫生组织的资助，然后到以色列的特拉维夫大学学习肿瘤学。

我在以色列时发现，他们的许多医疗理念与我们大不相同。比如说我们原来的化疗，只讲某种药物或某种治疗方案的疗效如何；而以色列的医生会告诉患者这些方案背后的故事，或者他们为什么会选择这样的方案。就是说他们除了"知其然"外，还"知其所以然"。

我觉得正是这样一些理念改变了我。我们中国人比较封闭，喜欢自己弄，但我那时候就开始琢磨，大家能不能把力量集中起来一起弄。所以在我回来之后，差不多是1996年底，1997年初，莫树锦教授刚好从加拿大来到香港，然后我们很快便成立了第一个亚洲研究小组。

除了以上这些人外，还有一些人在我的生命中也是至关重要的，其中就包括几位女士。第一位是我姐姐。在我13岁时，我母亲就离开了我，但我有个比我大10岁的姐姐。人们都说"长兄如父"，在我们家是"长姊如母"。在我母亲去世后，印象中我在家里的所有快乐基本上都是我姐姐带给我的，很多生活中的东西也都是我姐姐在管我。如果没有姐姐的照顾，我后来的日子简直不可想象。第二位女士是廖美琳教授。廖教授后来就等于是我母亲一样，不管做人还是做事，都教了我很多。第三位是我太太，若没有她的支持，我是什么也做不了的。第四位是我女儿，她是我的一切，若没有她，我所有的工作将变得毫无意义。在我的人生中，这四位女士影响了我很多很多。

对于廖教授，我总想为她做点什么。那一年刚好赶上她行医50周年，我就想，一个人能够不间断地行医50周年，可真不是一件容易的事儿，即便谈不上空前绝后，恐怕也应该算是屈指可数。所以我们就为她举办了一个纪念会，或者叫庆祝会。在那个会上，我做了两件事情，第一件就是我让廖教授把她家里从她出生到现在的照片，统统都收集起来，并按照照片上的人，邀请她的老朋友或同辈朋友，像孙燕教授等，各自对她写了一段话；又请比她稍微年轻一点的朋友，比如吴一龙教授等，也各自给她写了一段祝福；当然我自己也对老师写了一些感激的话，然后集中起来，出了一本册子。第二件事，我们搞得有点高雅，就是为她搞了一场音乐会。我们也没钱请大牌明星，就请了音乐学院的一些在校生、研究生来演出，并邀请廖教授曾经的患者，现在是我们上海电视台的一个播音员担任主持。我们自己这个科室也出了一个节目。一开始，全科的人一听说要出节目，都纷纷跑过来问我出什么节目。我当时就想，干脆叫全科的人站在一起唱一首《好大一棵树》，然后在舞台上打出一个背景，把廖教授化成一棵大树，我们在树荫下共同成长。大家一听，都觉得这个创意挺好，就照着去做了。这体现了我们整个科室对廖教授的感情，大家都非常尊重她。

当然，廖教授对我们这一代还是很严格的。现在大家看不出来，其实老太太年轻时脾气大着呢，但她今天一看到我的学生，就像看见了自己的孙子孙女，宝贝得不得了。这也难怪，你说有谁家的奶奶不宝贝自己的孙子孙女？所以我跟她就是这样，她骂我、批评我，却从不批评我的学生。前几年在广州的一个会上，吴一龙教授他们正在筹备一个周年庆祝的事情，让我们出个节目，他们研究所也出个节目。我就跟他说，我们就出一个四世同堂的朗诵吧。医生是很少能够带三代的，但我的学生已经开始带研究生了，你说我们不是四世同堂吗？

记得有一次，她为一点事情骂了我。我感到很委屈，因为那不是我干的。但她不信，骂我在外面乱讲话，可能是她当时听别人说了什么。我就使性子，不再跟她讲话。我们那会儿吃午饭都是坐在一起，大家常常一边吃一边聊，有时候还会讲一些笑话，气氛挺活跃的。但在那天中午吃饭时，我故意坐得离她很远，她坐这头儿，我就坐那头儿。而几个护士，还有护士长，根本没注意我俩正在冷战，仍旧像平常一样说说笑笑。廖教授一开始也在跟她们说笑，后来看到我的样子，也慢慢地不吭声了。最后，她实在憋不住了，就有意无意地对护士长讲，老人都会讲错话的，年轻人计较个什么劲？这话听上去是在跟护士长说，其实我知道是讲给我的。你们听，这像不像母亲跟儿子之间的事情？像这种关系，我们还有什么不能说的呢？所以有一天，我就直接对廖教授说，你的人生有三大失误，第一个失误是你不带研究生，当初可能是因为怕麻烦，后来干脆就不带了；第二个是你没有编一本杂志，因为没有自己的杂志，所以搞得很被动，也带来了很多弊病；第三个具体讲什么我忘了。总之，这些话只有我敢对她讲，真的是"师徒如母子"，我们之间就像妈妈跟儿子一样。

也正是因为我跟廖教授的这种关系，我才意识到，在我们这个领域传承的重要性。"团结合作、继承创新"不只是在嘴上说说的，我们的肺癌研究之所以能有今天这样的局面，之所以能够发生翻天覆地的变化，跟我们这个领域一直拥有这样的传统是分不开的。我们要把这种尊老爱幼的好习惯保持下去。

列宁曾经说，忘记历史即意味着背叛。我们都是站在前人的肩膀上，在我接任肺癌专业委员会主任委员时，有好多前辈都已经 80 岁高龄了，我们不应该忘记他们。如果我们不抢救性地对这段历史进行挖掘的话，我们很可能就会把历史割裂了，就不知道自己从哪里来，不知道自己的前辈是如何奋斗的；那我们也就会失去了方向，失去了灵魂。这也是我的一个使命，必须把这段历史记录下来，让后人——不管谁将来接手肺癌专委会——都要知道前面的历史，懂得我们今天的局面来之不易，应该珍惜。只有这样，我们才能不断进取，才能一步一个脚印地登上世界肺癌的最高峰。

——陆舜

第十节 "与共和国的梦同步，重返世界之巅"

"胸腔镜技术是胸外科的一次革命性进展，可以说是有史以来胸外科技术的第二次革命。第一次革命发生于 20 世纪 30 年代，以手术切除肺叶为标志，若从 1933 年第一例成功的肺全切算起，已有 80 多年历史。1933 年，美国华盛顿大学医学院的格雷厄姆教授，给他罹患肺癌的妇产科同事做了左全肺切除手术；20 年后，这位同事参加了格雷厄姆的葬礼。这是历史上第一例外科成功治愈肺癌的病例，在此之前从没有成功过。但那时技术是比较粗糙的，一直到 20 世纪 50 年代，肺叶切除手术才逐渐成熟起来。到今天，又半个多世纪过去，人类终于迎来了第二次胸外科革命，就是 20 世纪 90 年代初逐渐兴起的胸腔镜技术。"

北京大学人民医院胸外科和胸部微创中心主任、中国抗癌协会肺癌专业委员会第六届候任主任委员、被誉为"中国现代胸腔镜之父"的王俊教授娓娓道来。

胸腔镜起源于西方，是现代科技的结晶和诸多技术的融合，由法国人最早运用，1991 年传入美国。1992 年，由我在北京完成了中国第一例胸腔镜微创外科手术。第一例手术做的就是肺，是在美国人的帮助下做的，当时真的没想到能够成功。掌握了规律后我们就自己做，然后又教别人做，或者写文章介绍怎么做，就这么一路走过来了。当时真是做梦也没想到，这样一个小小的技术竟然能够改变一个学科。整个胸外科的发展模式就此发生了改变，这是大家共同努力的结果，但作为最早的探索者和引领者，我觉得自己尽到了责任，也完成了任务。

可以这么说，现在我们在胸腔镜技术方面已经超越了我们的老师，也就是美国人。主要原因是，美国开创胸腔镜微创手术的先驱者，并不是一位胸外科医生，而是一位心外科医生。起初，他心外科没做好，做得比较一般，患者不多，他就开展了这个胸腔镜手术；等做胸腔镜做出名以后，找他看病的人多了，心脏病患者也多了，他又不做胸腔镜回去做心脏了。美国还有一位国际上比较认可的 Arcana（阿卡纳）医生，1995 年我去洛杉矶看过他，胸腔镜手术也做得不错，但他不是一个大学医学中心的大夫，只是在洛杉矶开了一间诊所，然后去各个医院实践，他的地位不足以领导整个美国学科；而美国的主要医学中心都不做，所以影响力有限。

我这个人喜欢创新，年轻时对新的东西都比较感兴趣，年轻人大概都这样。我在研究生时就做了一些课题，也都是比较新颖的，比如说"分侧肺功能测定"等。对肺癌手术的安全性评估，是我第一个做的，具有开创性，在研究生期间就做了，那是 1987—1989 年。虽然当时我还不到 30 岁，我年轻时总想做一些出人头地的大事，在 20 世纪 90 年代初终于赶上了。

当时我看文献，报纸上登了一些新闻，说美国、欧洲出现了胸腔镜。大家都不知道它是什么东西，长什么样也不知道。那时候我很想出国，就联系了一些外国人，跟他们说我想学习胸腔镜。结果美国人回信说，你别来了，干脆我去帮你做吧。因为他们很想把这个技术推广到中国来，无论是厂家还是大夫当时都想到中国来，中国在他们眼中很神秘。所以我们一拍即合，他们就过来帮我做；还带来很多厂家，有做胸腔镜的，有做器械的，来了一帮人。因为当时主刀老师生病了，所以我就很荣幸地做了中国第一例胸腔镜微创手术。我们这个工作是开创性的，以至于到后来，就连胸腔镜的每一个器械叫什么名字，每一个切口怎么称呼，每一个体位怎么摆放，那都是我们定的。不过那时候我们也很严谨，为了一个切口会反复琢磨，看看究竟怎么翻译才合适，总之都是"开张开篇"的工作。

第一例手术很成功，但各种挑战也随之而来。因为它是一项全新的技术，所以没有任何可以借鉴的东西；又因为它是一项关乎人们生命安全的医疗技术，所以更引起了大家的质疑——我开胸做手术都几十年了，你一句话就能拿胸腔镜代替，这不是开玩笑嘛？这些言论固然有它的局限性，但在当时，在胸腔镜技术刚刚引进、远未成熟的环境下，有这样的疑问也是完全可以理解的。

那我们怎么办？我们不可能去跟人掐架，只能努力工作，用事实说话。除此以外，还有患者的问题。刚开始时患者有顾虑，不接受。要是哪个新饭店、新景区开张，大家可能还乐意去试试、去看看，但有谁愿意拿自己的生命去做尝试呢？所以我们在起步阶段极其艰难，简直是寸步难行。一个学科的建设现在大家说起来就像玩一样，但那时候我们连说话都不敢大声，只能偷偷地做，就怕被人知道了挨骂。

当时我收治了两个患者，打算进手术室，刚准备好，患者说我不做了。因为患者一打听，这个手术总共才做了五例，开展还不到半年。你说谁愿意冒这个风险？我们老主任就说，那还是开胸吧。所以说那会儿我们很困难的。但我只能在逆境中奋斗，现在回过头看，如果没有我们当年的开拓，那中国的胸腔镜手术别说比美国了，甚至连东南亚一些国家都比不了，顶多也就像非洲一些发达国家那样，只能做个肺大泡、肺叶切除什么的，对咱们中国来说，绝不是什么好事。

医疗器械的生产是一个国家工业体系综合能力的体现，中国那时候还不行，但是我们改良了一些手术方式。当时没有可借鉴的，美国的方式也不见得比我们好，所以在做完第一台手术后，我们一直在琢磨到底哪儿做得不好，怎样才能做得更好，包括体位、切口布局、用什么器械、做什么处理……每一步都考虑了很长时间。然后再尝试、再反思、再总结，就这样一步步走到了现在。

2015 年，国外某杂志在第 11 期发表封面文章，题目叫 *Global Cancer*（《环球癌症》），写的是对全球外科技术的回顾。作者是外科大夫，但不是胸外科大夫，而是肠胃外科大夫。他写中国的胸腔镜外科，查文献、记录，最早的都是我，所以他将中国的胸腔镜技术命名为"王氏胸腔镜技术"。后来我们翻回去找文献的时候，才发现他老兄已经给我们命了名了。从那儿以后，就叫"王氏胸腔镜技术"了。他评价说'"氏胸腔镜技术"解决了严重增加手术风险的技术难题，推动了中国肺癌手术的发展。

现在我们完全可以说，是胸腔镜改变了患者，改变了人们对于肺癌的认知。没有胸腔镜技术，就没有今天的认知水平。同样是磨玻璃结节，三年以前，你让顶尖的肺癌专家去诊断，也没有几个敢说它是肺癌的；但同样的片子，你现在拿出来让大家一看，就连最普通的肺癌医生也敢作出诊断。为什么？就是因为胸腔镜给人们的认知带来了革命性的改变。磨玻璃结节可以三年不变，然后十年长大一圈，谁都不会认为它是癌，都认为它是良性的；即使最后它长大了，变成了癌，大家也会认为它以前并不是癌，而是后来变成恶性了。

我们一连切了几十例，最后发现磨玻璃结节只要抗癌治疗三个月以上不发炎、不变化，我们基本上就认为它就是癌。这就是认知水平的改变，所以胸腔镜外科技术对于肺癌的认知水平是一场革命性的进步。以前多原发性肺癌很少，但近年来发病率不断攀升，从 6% 到 16% 再到现在 20%，不是说它的发病率提高了，而是因为过去认识水平低，被大家忽视了。之前一看 2 个、3 个就认为是转移了，其实人家是多原发性的，根本不是转移。

正因为这些原因，通过 20 多年的探索和推广，我国胸腔镜手术迅速发展起来了，应用单位从 1992 年的 7 个到现在的中等以上医院几乎全部覆盖。北京、上海等大中型医疗单位的胸腔镜手术比例都达到了 90% 以上，全国平均手术比例也超过了 50%。胸外科常见病，如肺癌、食管癌等基本上都可以在胸腔镜下完成手术。我国胸外科的诊疗模式已从传统开胸逐步转变为现代微创，而胸外科的微创手术技术更是达到了世界领先水平。

当然，这一切是中国所有胸外科医生共同努力的结果，同时也与中国抗癌协会肺癌专业委员会的正确引领密不可分。

肺癌专业委员会一直是肺癌领域全国最权威的一个组织，从张明和、吴一龙教授到陆舜教授，他们做了很多扎扎实实的推进工作，使得中国的肺癌研究与国际接轨，从跟跑、并跑到领跑，在不同方面都做出了巨大贡献。我主要是在药物指南方面做了一些工作，我的主要领域是外科，我是一个外科医生，而且还是比较本分的外科医生。

现在我年龄越来越大了，不像以前那么能折腾了，非常荣幸能够当选第六届肺癌专业委员会候任主任委员。我们肺癌专委会相处得很愉快，应该说是最团结的一个专委会，我们应该把这一优良传统好好地传递下去。

我是外科医生，我将来肯定要坚持专委会整体的思路和方向性，一切应该做的东西都会去做。我可能起不到太大的作用，但是起码要起到一个搭台的作用。外科治疗方面不能被忽略了，现在全国肺癌学术会议几乎成了一个靶向治疗会议，这可能是有些问题的。我们应提倡多学科共同发展，要百花齐放。

有些新技术确实有作用，对有些病作用很大，但不应该过度地去放大，不应该过度依赖，要客观、理性地对待每一项新技术，要理性、科学、客观地对待技术的发展，而不是盲从。

我导师今年 98 岁了，脑子还非常清晰，我常常去看他。老爷子是一个老学究，教了我很多东西，但我就记住他一句话，那就是'做医生啊要凭良心'。你说他教了我很多，包括技术、知识等，都数不过来了，但只有这句话让我铭记一生。

所以，一个学科的带头人应该像我的导师那样，善于抓重点，善于抓宏观，且必须张弛有度、主次分明、收放自如，只有这样才能使一个学科健康发展。如果把握不好这个东西，就会像开车下坡一样，看着跑得很快，却是越滑越深、越滑越快，最后导致彻底失控。

我觉得的确应该做一个阶段性总结，因为我们从跟跑到并跑再到部分的领跑，是一个很了不起的过程，陆舜教授这样做是合适的。我们很有必要回顾过去，只有牢记历史才能创造未来。我想我们的梦只有一个，而且与共和国的梦同步，那就是重新返回世界之巅。

——王俊

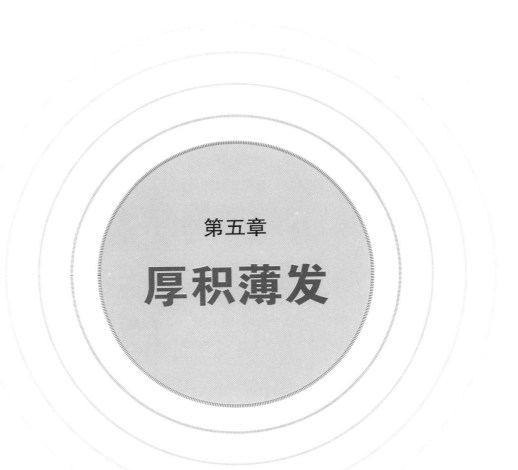

第五章

厚积薄发

第一节 肺癌基础研究进展

肺癌是当今世界最常见的恶性肿瘤，是癌症死亡的主要原因。在我国，多年来肺癌的发病率和死亡率均呈上升趋势，目前每年有近80万人死于肺癌。近年来，在引入循证医学的基础上，我国的肺癌诊断与治疗已逐步走向规范化，医学界正积极倡导以临床分期为基础的肺癌多学科综合治疗。围绕肺癌多学科诊治开展研究，探讨肺癌健康管理的新模式，已成为肺癌研究者最为关注的热门课题。随着人类科技的不断发展和人们的不懈努力，我们对于肺癌的认识也越来越深入，在基础研究方面取得了不少可喜的成就，归纳起来，主要有以下几方面：

（1）发现影响肺癌治疗成功的关键因素

研究人员提出了三种导致肺癌细胞耐药性增加的原因：第一，由化疗药物的性质决定，使得许多肺癌细胞不易获取；第二，氧气不足，也就是说，肺癌细胞耐药性增加的原因是"缺氧"；第三，肺癌细胞在整个细胞生长周期内所占的比例不大。

长期以来，人们一直认为肿瘤复发的原因是肿瘤细胞对化疗产生了耐药性，但并没有明确的生物学解释。最新的研究表明，化疗耐药机制是循环肿瘤细胞（circulating tumor cell，CTC）形成高度耐药的复合物。维也纳医科大学外科系的研究人员解释说："循环肿瘤细胞聚集在一起，以保护自身不受化学药物的影响，阻止了任何活性剂的进入。"被相关研究人员称为"肿瘤球"的多细胞聚集体，包含数十万个肿瘤细胞，直径可达2mm，比首次发现的肿瘤耐药性高8倍。

（2）新型纳米颗粒治疗肺癌进入下一阶段临床测试

来自美国托马斯杰斐逊大学的研究人员表示，利用该方法可有效治疗肺癌小鼠模型。研究者Sunny Shoyele及其同事开发出了一种由四部分组成的新型纳米颗粒，其中一部分是免疫球蛋白G，它能够隐藏来自免疫系统的颗粒；随后研究人员添加了名为MUC1的抗原，其行为类似于导航系统，能够引导纳米颗粒进入到覆盖 MUC1 的肺部肿瘤中；最后，研究者利用名为泊洛沙姆 188 的黏性聚合物将 MicroRNA29b 与其他两种组分相结合。

研究者 Sunny Shoyele 及其同事研究发现，这些组分能够形成一种球形的纳米颗粒，从而能在肺癌小鼠模型中帮助寻找肺部肿瘤，同时还能缩小模型体内的肿瘤尺寸。Shoyele 说，这项研究是之前研究工作的延伸，如今这些特殊的纳米颗粒已经能在培养皿中促使肿瘤组织缩小，同时还能在更为复杂的活体系统中发挥作用。

（3）两种表观遗传药物联合使用有望治疗非小细胞肺癌

在一项新的研究中，来自美国约翰霍普金斯基梅尔癌症中心的研究人员鉴定出一种让非小细胞肺癌对免疫疗法作出更好反应的新型药物组合疗法。在这种组合疗法中，当两种所谓的表观遗传治疗药物一起使用时，在人非小细胞肺癌细胞系和非小细胞肺癌小鼠模型中产生了强大的抗肿瘤反应。

在这项研究中，这些研究人员将一种被称作 5-氮杂胞苷（5-azacytidine）的去甲基化药物和三种组蛋白去乙酰化酶抑制剂（HDACI）药物中的一种进行联合使用。5-氮杂胞苷通过化学反应让一些抑癌基因重新激活，HDACI 参与抑制细胞复制和分裂等过程并促进癌症产生组蛋白去乙酰化酶。这种联合治疗触发了一种化学级联反应，从而招募更多的免疫细胞来抵抗肿瘤，并降低了癌基因 MYC 的作用。基于这些发现，他们针对这种联合治疗已在晚期非小细胞肺癌患者中发起了一项临床试验。

在一系列试验中，这些研究人员检测了 5-氮杂胞苷与 HDACI 药物恩替诺特（Entinostat）、莫塞替诺特（Mocetinostat）及吉维诺特（Givinostat）在人非小细胞癌细胞系和非小细胞癌小鼠模型中的联合治疗效果。他们发现这些组合治疗都会改变肿瘤微环境。在人非小细胞癌细胞系中，5-氮杂胞苷抑制癌基因 MYC，从而导致整个 MYC 信号通路下调。加入 HDACI 药物会进一步抑制 MYC 的活性，当联合使用时，这些药物随后会阻止癌细胞增殖，同时能招募更多的 T 细胞到肿瘤区域，并能激活这些 T 细胞的肿瘤识别能力。

（4）恢复氧感受器功能可阻止肺癌转移和治疗抵抗

最近德国科学家在国际学术期刊《癌症研究》（*Cancer Research*）上发表了一篇文章。他们发现在肿瘤微环境中氧气感受器分子 PHD3 能够将低氧信号与 EMT 调节联系在一起。PHD3 本身能够发挥负向调控 EMT、癌细胞转移和治疗抵抗的作用，也会受到 EMT 诱导信号的抑制。EMT 诱导因子 TGF-β 或启动子甲基化会导致肿瘤细胞中 PHD3 的表达受到抑制，增强 EMT 过程和自发转移。EGFR 配体 TGF-α 还会以 HIF 依赖性的方式发生表达上调。反过来，TGF-α 能够刺激 EGFR，激活 SMAD 信号并加强 EMT 过程和转移。

研究人员在肺癌临床样本中发现，PHD3 表达水平的降低与患者不良预后以及对 Erlotinib 等 EGFR 抑制剂药物产生抵抗存在相关性。在肺癌细胞中重新表达 PHD3 能够抑制 EMT 和转移，重新恢复细胞对 Erlotinib 的敏感性。

这些结果表明 PHD3 在肺癌转移和药物抵抗方面发挥重要的抑制作用，表明在 PHD3 被沉默后，干扰发生激活的反馈信号机制有助于提高患者的治疗效果。

（5）研究人员找到治疗晚期肺癌的新策略

一项由西班牙国家癌症研究中心（CNIO）分子肿瘤学项目组完成的、近日发表在《癌症细胞》（*Cancer Cell*）上的研究表明，通过基因工程清除 c-RAF 激酶可以使基因工程化小鼠身上的 Kras 癌基因突变的晚期肺癌消退。该研究还发现清除 c-RAF 蛋白产生的不良反应较小。这为到目前为止无选择性药物治疗导致只能用强不良反应的细胞毒性药物治疗的癌症，带来了新的治疗可能性。

在这项新研究中，研究人员通过基因工程手段创造了一种小鼠模型，其全身的 c-RAF 都被清除了。这使得医生可以预测 c-RAF 抑制剂可能的毒性。

Monica Musteanu 是该研究的主要作者，他认为该研究表明清除 c-RAF 具有显著的抗癌疗效，可使大部分肿瘤消退，同时不良反应还很小。然而作者也提醒道，本研究的疗效是基于全身性清除 c-RAF 蛋白的，而常用的化疗药物达不到这个效果。由于 c-RAF 是一个蛋白激酶，因此原则上本研究的结果可以通过选择性的 c-RAF 酶活性抑制剂进行验证。目前研究人员的主要工作是确定治疗效果在多大程度上依赖于 c-RAF 活性。这些正在进行的研究将为癌症患者的治疗提供新的治疗思路。

（6）基于 RNA 分子的新型疗法有望治疗肺癌

近日，在一项发表在国际期刊《自然通讯》（*Nature Communications*）上的研究报告中，瑞典科学家们发现，降低特殊 RNA 分子的活性能使小鼠肺部肿瘤缩小 40% ~ 50%，这只是该研究的一部分，此外研究人员还从 14 类不同癌症中鉴别出了 633 个新型的生物标志物。

研究人员阐明了长链非编码 RNA 分子如何影响机体肿瘤发育机理。这些分子是此前被分类为垃圾 DNA 基因组中的一部分所产生的。研究人员发现这些 RNA 分子能够调节细胞分裂的能力。目前支持这项研究结果的证据非常多。研究人员对 16 种不同类型的癌症进行了研究，其中包括 6419 份实体瘤，同时以 701 份正常组织为对照。研究人员的目的在于鉴别在细胞分裂期间处于活性状态的长链非编码 RNA 分子。

利用一种内部开发的新技术及现代的 RNA 测序技术，研究人员鉴别出了 570 个长链非编码 RNA 分子。不同的癌症类型，这些 RNA 分子会进行不同程度的表达；同时研究者还发现，利用 633 种新型独立生物标志物就能预测和治疗 14 种类型的癌症，相关研究结果对于全球各地的癌症研究人员都非常重要。

研究人员对携带人类肺癌组织的小鼠模型进行研究，给小鼠模型机体中注射一种名为 LNA-ASO 的改性反义寡核苷酸，LNA-ASO 能够阻断相关长链非编码 RNA 分子的功能。研究人员每周给小鼠注射两次反义核苷酸，在接下来的 15 天里，他们发现小鼠机体的肿瘤缩小了将近一半。

（7）基于 RNA 分子的代谢疗法可治疗肺癌

根据最近的一项研究，基于 RNA 的疗法能够阻断肿瘤起始细胞（TIC）中关键代谢酶的表达，该发现有助于开发治疗肺癌的新型疗法。由名称可以知道，TIC 也就是所谓的癌症干细胞，是一类能够自我更新的细胞亚群。TIC 的异常代谢是其关键的特征之一，因为高增殖速率及癌化特性可使这群细胞改变已有的代谢通路，从而能够产生更多的能量以及生物合成前体分子。

这一发现表明，多种不同类型的癌症细胞中都有很多代谢酶类表达量上调的现象，作者认为 TIC 代谢组学是目前肿瘤恶化研究的新方向。

在这项研究中，研究人员发现当给携带非小细胞肺癌的小鼠注射短链合成 RNA 之后，肿瘤的生长速率降低了 60%。这些短链 RNA 能够破坏 GLDC 表达蛋白的关键步骤，从而导致 GLDC 蛋白表达量的下调。未来研究者希望了解这些 RNA 能否通过鼻腔运输到肿瘤部位，检测该方法治疗其他类似癌症的效果。相比传统的小分子药物，RNA 的耐药性以及毒性风险都相对较低，因此具有更大的潜力。

（8）发现了缓解肺癌的新方法——IGF-1

最近美国波士顿儿童医院 Nada Kalaany 博士的一项研究表明，1 / 4 由 KRAS 癌基因突变导致的非小细胞肺癌患者都可以通过联合药物得到有效治疗，相关结果发表在《美国国家科学院院刊》杂志上。近 30 多年来，研究者致力于靶向 KRAS 突变设计抗癌药物，但都以失败而告终。因此，一些研究者把希望转向了相关的信号通路。

其中之一是胰岛素以及胰岛素样生长因子（IGF-1）的信号通路，该信号通路影响细胞对营养的吸收以及释放，并最终影响了细胞的生长。然而，这一信号通路对于 KRAS 突变介导的肺癌发生的影响并不清楚。通过阻断 IGF-1 信号治疗肺癌的临床试验也以失败告终。

在最近的这项研究中，作者利用遗传手段完全性地阻断了胰岛素 /IGF-1 信号，从而为研究 KRAS 介导的肺癌的发生提供了十分干净的研究背景。基于该模型的研究结果表明，完全性阻断 IGF-1 信号能够抑制肿瘤的生长，同时证明了完全抑制 IGF-1 信号的必要性。

（9）肿瘤免疫疗法治疗肺癌取得新进展

最近一项肺癌临床试验结果表明，新型免疫联合疗法组合对于控制非小细胞肺癌的进展具有显著的效果，相关的结果发表在《柳叶刀肿瘤学》（Lancet Oncology）杂志上。恶性非小细胞肺癌患者在化疗之后往往会出现复发的情况，因此很多患者会选择接受免疫疗法。其中一类免疫治疗药物叫做"检查点"抑制剂，这类药物能够靶向选择免疫系统的检查点分子调控机体的免疫反应，它对癌细胞的杀伤力更强。

在这项研究中，作者联合使用检查点药物 Nivolumab 以及另外一类强力的免疫刺激分子 ALT-803。"我们临床试验的独特性在于将两种完全不同的药物结合在一起使用。试验结果表明这些药物具有足够的安全性，而且相比单独的检查点疗法能够产生更佳的效果。"

临床结果表明 ALT-803 能够激活免疫系统，调节淋巴细胞杀伤肿瘤细胞的能力。在接受治疗的 21 名患者中，9 名患者此前均产生了治疗的耐受性。9 名患者均出现了部分免疫反应，或者病情得到了控制。

这项新型的结合性疗法对于癌症治疗有十分重要的意义。尽管过去几十年来治疗非小细胞肺癌的方法主要为手术、放疗以及化疗。但过去十年来免疫疗法以及靶向治疗也逐渐成熟，免疫疗法会改变机体与癌细胞之间的平衡性。

（10）组合疗法有望治疗大多数肺癌患者

最近，在一项刊登于《临床研究期刊》（*Journal of Clinical Investigation*）上的研究报告中，美国得克萨斯州大学西南医学中心的科学家发现，利用当前两种药物组成的"组合拳"疗法或能有效治疗大多数肺癌。

研究人员发现，将一种能靶向作用于表皮生长因子受体（EGFR）的药物和一种靶向作用于肿瘤坏死因子（TNF）的药物进行组合，或能有效阻断癌症利用 TNF 作为逃脱路径；在对小鼠模型进行研究后，研究人员发现，当 TNF 也被阻断时，癌症似乎就会对 EGFR 疗法变得非常敏感。

研究人员计划进行两期临床试验，因为目前上述两种药物都已经得到 FDA 的批准，研究人员希望能够在一年内开启这一阶段的临床试验。届时他们将会利用组合性疗法来检测其治疗肺癌和胶质母细胞瘤的效果。研究者 Gerber 博士表示，如果这种策略证实有效的话，其或许能带来更加广泛的应用意义。它不仅能治疗肺癌，还能治疗能表达 EGFR 的其他癌症，包括脑癌、结肠癌、头颈癌等。

（11）发现治疗非小细胞肺癌的新靶标

SOD1 是一种负责清除细胞代谢过程所产生的特殊自由基副产物的酶。这种超氧化物是一组叫做活性氧（ROS）的副产物。罗格斯癌症研究所癌症药学项目主任 X.F.Steven Zheng 博士发现非小细胞肺癌和 SOD1 之间存在。这些副产物可以通过氧化过程改变脂肪、蛋白质和 DNA，导致这些生物分子失去功能。很低水平的这种副产物就可以使正常细胞癌变，而高水平的超氧化物可以导致细胞死亡以及器官和组织损伤。

Zheng 博士发现，SOD1 的新功能是作为一个转录因子帮助清除 ROS

副产物，因此可以调控细胞对氧化压力的反应，SOD1的新功能具有生物学和转化意义，表明SOD1可能是一个很有潜力的非小细胞肺癌治疗靶标。在这项研究中，Zheng博士使用了SOD1酶被敲除的实验室肺癌模型。在缺乏SOD1的情况下，研究人员发现肺癌负担减小，这意味着SOD1是肿瘤生长和维持必需的。同时，通过使用肿瘤来源的原代癌细胞，研究人员发现SOD1对非小细胞肺癌细胞的生存和增殖很关键。

（12）发现新型肺癌标志物

中国科学院合肥物质科学研究院医学物理中心的研究人员发现了可用于疾病干预的新型肺癌标志物，对其精准干预可有效抑制肿瘤细胞生长。该医学物理中心的杨武林、王宏志等研究员在肺癌靶向治疗临床前研究方面取得的这一重要成果，发表在美国基因细胞治疗学会的《分子疗法与肿瘤药物》（*Molecular Therapy-Oncolytics*）期刊上。

本研究通过转录组微阵列数据，分析差异表达基因，识别具有治疗潜力的肺腺癌的关键驱动基因。细胞学实验表明，基质金属蛋白酶11（MMP11）能显著抑制肺腺癌细胞的增殖、迁移和侵袭；在异种移植瘤模型中也获得了一致的结果。用抗MMP11抗体处理不同的人肺腺癌细胞系，可明显延缓细胞的生长和迁移。

这些结果表明MMP11是重要的肺腺癌肿瘤驱动基因之一，并有潜力作为临床干预靶点用于肺癌的抗体靶向治疗。

（13）洋地黄可降低男性患肺癌的风险

研究发现，雌激素可以抑制肺癌的发展。使用洋地黄的患者血清中的尿促卵泡素（FSH）及雌激素浓度升高，黄体生成素（LH）及睾丸素减低，临床表现为女性的乳房变大，男性发生女型乳房（不常见），停经妇女的阴道鳞状上皮分层化，造成阴道涂片病理诊断癌症的困难。对于男性，洋地黄的作用类似于雌激素且其本身具有抗癌性质，来自瑞典的研究人员检验了这一假设，即洋地黄的使用能降低肺癌的风险。

这是一个以瑞典人群为基础的全国性团组研究，从2005年7月1日到2013年12月31日间，瑞典药物注册处中所有男性使用洋地黄和有机硝酸盐的数据被纳入本研究。新诊断为肺癌的团组参与者从瑞典癌症登记处的数据中确定。采用 COX 比例风险回归法估计，与使用有机硝酸盐类但不使用洋地黄药物者（未接触者）相比，分析洋地黄使用者（接触者）的肺癌危险比（HR）和 95% 置信区间（CI）。研究团组共包括 74437 名洋地黄使用者和 297301 名有机硝酸盐使用者，长期使用（≥ 2 年）洋地黄与各种肺癌 HR 降低（HR=0.55，95%CI 0.39 ~ 0.79）和鳞状细胞癌 HR 降低（HR=0.40，95% CI 0.19 ~ 0.87）相关。

（14）发现抑制肺癌转移的代谢小分子

中国科学院分子细胞科学卓越创新中心的杨巍维研究组研究发现，细胞代谢产物——尿苷二磷酸葡萄糖可以有效抑制肺癌转移。研究人员进一步深入分析临床数据发现，肺癌患者体内的尿苷二磷酸葡萄糖含量与肺癌的转移复发密切相关。相比原发病灶，转移灶中肺癌组织的尿苷二磷酸葡萄糖含量急剧降低。更为重要的是，在发生远端转移的肺癌患者的血液样本中，尿苷二磷酸葡萄糖的含量也显著降低。该成果发表于国际权威学术期刊《自然》（Nature）上。

第二节　百花齐放——肺癌临床新进展

一、肺癌外科治疗最新动向

（一）肺癌外科治疗新进展

2011年，第五届肺癌专业委员会主任委员王长利教授发表了一篇题为《肺癌外科治疗研究进展》的文章，对世界范围内的肺癌外科治疗做了一些总结，现摘录如下。

肺癌外科治疗始终在不断发展，2011年世界肺癌大会对近年来肺癌外科治疗的进展做了比较全面的总结。其中日本学者 Hisao Asamura 以"State of The Art Surgery in 2011"为题对肺癌外科领域经常遇到的问题做了概述，给出了不少有益的介绍。肺癌的外科治疗术式正从最初的全肺切除逐渐转为肺叶切除；与此同时，淋巴结清扫问题也日益受到重视。目前为止，肺叶切除加淋巴结清扫成已为了肺癌手术的标准术式，仅在一些无法完成肺叶切除的条件下才行全肺切除术。外科技术取得突飞猛进的发展，治疗观点不断更新，肺癌外科治疗进展主要体现在如下几方面：

（1）由全肺切除到肺叶切除

肺癌外科治疗经过几十年的发展，从 Graham 医生第一次成功采用全肺切除术到目前胸腔镜下行肺癌切除术，肺癌外科治疗术式一直在不断变化之中。

全肺切除术是最初被采用的肺癌切除术式。全肺切除并发症多，对患者心肺功能要求高，术后对患者心肺功能影响大，目前已经逐渐被肺叶切除取代，仅在一些特殊情况下使用。1950 年，美国麻省总医院的 Edward D.Churchill 报道了 1930—1950 年间 200 余例肺癌外科治疗结果，手术切除率为 52.2%，全肺切除 114 例，肺叶切除 57 例。肺叶切除术后 2 年及 5 年生存率分别为 46% 和 19%，同期的全肺切除术生存率分别为 30% 和 12%。肺叶切除术手术死亡率为 14%，而全肺切除术为 22.8%。因此，Churchill

认为解剖性肺叶加邻近淋巴结切除即能将肿瘤彻底清除，取得同全肺切除一致的手术效果，且安全性相对较高，能够使更多的患者接受肺癌手术，从某种程度上讲扩大了手术的适用人群。从此，肺叶切除术逐渐取代全肺切除术，成为肺癌外科治疗的标准术式。

（2）肺叶切除加淋巴结清扫术

从20世纪40年代开始，纵隔淋巴结清扫的观念已经引入肺癌外科治疗之中，但就如何进行淋巴结清扫出现了不同的观点。完全不切除纵隔淋巴结的肺癌手术应该被抛弃。纵隔淋巴结切除术目前大致分为两大类：一类称为系统性纵隔淋巴结采样；另外一种是系统性纵隔淋巴结清扫。无论是采样还是清扫术，都要求至少包括肺内3组淋巴结、纵隔3组淋巴结并且必须包括隆突下淋巴结。淋巴结采样术要求对上述淋巴结区域进行采样，每组至少包括1枚淋巴结，而系统性淋巴结清扫术则要求将该区域淋巴结及软组织整块切除。从目前的研究结果看，淋巴结采样术与淋巴结清扫术同样能够起到明确肿瘤分期的作用。多数研究认为系统性淋巴结清扫能够延长患者生存期，这一点在Ⅱ期和ⅢA期肺癌患者中尤为明显。天津医科大学附属肿瘤医院的研究结果也显示，在COX多因素回归分析中，手术方式、T分期、N分期及淋巴结清扫个数是独立的预后因素，淋巴结清扫数目较多的患者生存率更高。

目前，系统性淋巴结清扫术与淋巴结采样术比较，技术更加成熟，手术时间也无太大差别，并发症未增加，在术后的准确分期及延长生存时间方面，前者更具有优势。因此，我们认为在肺癌手术中应尽量行系统性的淋巴结清扫术。

早期肺癌行纵隔淋巴结清扫是否能够改善生存尚存在一定争议。Keller等在《胸腔外科学纪事》（The Annals of Thoracic Surgery）上报道的美国东部肿瘤协作组回顾分析ECOG（美国东部肿瘤协作组）3590研究中淋巴结清扫情况，系统采样与系统清扫在不同分期上同样有效，但系统清扫能发现更多的N2患者，更重要的是提高了右肺肺癌患者的生存率。

2010年，在美国肿瘤外科协作组的一项前瞻性研究中，对比随机入组的1111例行纵隔淋巴结清扫和淋巴结采样的肺癌患者的结果，研究发现：早期肺癌患者不能够从系统性纵隔淋巴结清扫中获益。不过该项研究要求术中行淋巴结冰冻病理切片，对于纵隔淋巴结阴性的患者术中随机来决定是行纵隔淋巴结清扫术还是淋巴结采样术，这与临床现实不相符，在日常肺癌手术中常规行纵隔淋巴结冰冻病理切片是不现实的。目前也无可靠的方法在术前能准确判断出患者是否有淋巴结转移，因此该项研究者也建议谨慎行淋巴结采样术，除上述条件之外不宜行淋巴结采样，提示在临床工作中采用系统性的淋巴结清扫有利于术后分期及指导术后的治疗。

Ⅰ期非小细胞肺癌淋巴结的研究结果则提示：即便是早期（Ⅰ期）肺癌，淋巴结清扫数目也与预后相关，淋巴结清扫的站数也与肺癌预后相关。因为清扫淋巴结数目的不足可能导致肿瘤分期上的迁移，遗漏部分可能伴有肺内或纵隔淋巴结的转移，以及常规病理检查未能发现的微转移。基于此，建议肺癌手术应行系统性淋巴结清扫，以获得尽量多的淋巴结样本。

我国学者在美国临床肿瘤协会的年会上报告了关于 PET 检查预测淋巴结转移情况，其中 PET 敏感性高于 CT，但阴性预测值较低。因此建议结合其他微创检查方法进一步检测纵隔淋巴结情况。PET-CT 可以作为一种重要的辅助诊断手段，但不能作为决定性的诊断依据。在荷兰召开的世界肺癌大会上，肺癌外科与分期方面的报道也主要集中在肺癌淋巴结转移与分期方面。Kurt G.Tournoy 报告了在 CT 检查淋巴结增大患者中，如果超声内镜检查阴性应进一步行纵隔镜检查，这样能够使超声内镜的敏感性由 86% 提高到 96%，阴性预测值由 77% 提高到 93%。但是，无明显增大淋巴结的患者则不必例行纵隔镜检查。

美国田纳西癌症中心的研究则报道了在肺癌切除标本采集过程中，通过更细致的安德森方法能够收集到更多的 N1 和 N2 站淋巴结，这需要手术医生和病理科医生的共同合作，以达到更准确分期的目的。除此以外，Jaial Assouad 和 Marcin Zielinski 都报道了经颈部切口胸腔镜下双侧纵隔和胸膜病变的检查与手术。这种切口的优势不仅使手术创伤更小，而且能够检查双侧纵隔、胸膜的病变，为更好地开展外科手术提供了新的思路。

术前病理分期可归纳为无创检查、有创检查两大类，前者如 CT、MRI、PET-CT 等，后者有气管镜、超声下内镜、纵隔镜等。检查方法比较多，其原因之一是目前尚无某一种方法能够非常准确地对所有类型肺癌进行分期，需根据效益、创伤、费用等方面综合考虑。

总之，各期肺癌在外科手术时的淋巴结清扫，特别是系统性清扫，以目前的研究及现实条件，依然有着重要的临床意义及价值。清扫更多的淋巴结不仅能够清除已经存在的转移、微转移的淋巴结，也可以清除隐匿于淋巴结周围软组织中的微小转移，有利于准确分期，恰当指导术后治疗，提高患者生存率。

（3）完全性切除术后辅助治疗

精确分期的重要意义之一就是有利于指导术后辅助治疗。从 1995 年非小细胞肺癌协作组发表了包括 52 项临床研究的 Meta 分析文章以来，被广泛接受的辅助化疗获益是，使用以铂类为基础的化疗能够减少术后 13% 的死亡风险，且 5 年生存率提高了 5%。尽管 5 年生存获益的绝对数字并不高，但是考虑到肺癌患者数量巨大，5% 的比例也能够使相当多的患者获益。但此时所采用分析的研究发表较早，样本量也相对较少。因此，20 世纪 90 年代末进行的几个大型临床研究显得更加重要，几项研究都显示了辅助化疗的生存获益，5 年生存获益从 4% ~ 5% 不等。但这种获益在长期将出现怎样的改变，辅助化疗的不良反应是否会抵消生存上的获益，这些问题仍值得进一步研究。

在 2008 年，《临床肿瘤学杂志》（*Journal of Clinical Oncology*）上发表的 LACE Meta 分析，包括了 5 个临床试验，共计 4584 例患者，主要结果是总的 5 年生存率提高 5.4%，无进展生存获益 5.8%；其中 II 期和 III A 期非小细胞肺癌从术后辅助化疗中获益明显，I 期患者尤其是 I A 期并不能够从术后辅助化疗中获益。含铂双药优于三药化疗方案，其中顺铂加长春碱类方案获益最高，提高了 9%。然而研究也显示术后辅助化疗目前依然存在着一些无法解决的问题：首先是总的 5 年生存率仅提高 5.4%，特别是获益人群不到 20%；严重的血液学毒性高达 50% ~ 70%，带来一定的非肺癌相关死亡风险，而且一些试验中出现在 5 年生存获益之后，在更长期的随访中生存获益消失的现象。

在报道的 CALGB9633 研究中，由于研究的提前终止等原因，I B 期肺癌患者辅助化疗在前期分析显示出生存优势，随后随访结果却未显示从术后辅助化疗中获益。肿瘤直径≥4cm的肺癌患者则显示了死亡风险的下降。因此，如果肿瘤直径＞4cm，建议行术后辅助化疗，此结果的进一步随访资料也在今年美国临床肿瘤协会年会上进行了报道，这种生存优势依然存在。无论是GALGB的研究还是IALT的研究，都出现了随着随访时间延长而使原本出现的生存优势消失的现象，其中一种合理解释就是化疗药物的毒性作用，因为辅助化疗组出现了更多的非肿瘤性死亡，这些可能干扰了原本存在的生存优势。

老年患者是否也能够从辅助化疗中获益？是否会经历更多的不良反应？在LACE分析中所采纳的几项重要研究都提示老年患者未明显增加不良反应，但是该研究的作者也指出，老年患者接受化疗剂量更小或是周期数更少。因此，对于老年患者可以对剂量进行合理调整。如果是全肺切除的患者，术后更倾向于不做化疗，因为可能会出现更多的化疗毒性作用。

这些问题提示术后辅助化疗的个体化治疗需要建立在分子水平上制定治疗方案，以减少无谓的术后治疗。因此，尽管各种指南都建议Ⅱ期和ⅢA期非小细胞肺癌术后需要化疗，但是必须认识到化疗是一把双刃剑，在临床工作中必须充分考患者的体能状况、病理特征、手术方式及获益人群限制等诸多因素。化疗方案建议为含铂双药的3周方案，3～4周期，不宜进行超剂量或超长周期的辅助化疗。

如何使术后辅助治疗具有更好的选择性是目前及今后研究的一个重要内容。靶向治疗在术后辅助治疗中的作用也有所显示，对于表皮生长因子受体突变的患者采用小酪氨酸激酶抑制剂，可提高术后无进展生存时间。已有几个项目启动对此类患者开展有关术后辅助靶向治疗的临床研究，在今年美国临床协会的年会上，报道了西班牙研究组正在进行入组的基于BRCA1的mRNA水平的辅助化疗的研究。

（4）局部切除术与胸腔镜下的肺叶切除术

尽管肺叶切除＋淋巴结清扫的标准术式被广大肿瘤外科医生所接受，但是，如何用更小的创伤获得相似或更佳的生存，一直是肿瘤外科医生不懈的追求。解剖性肺段切除或楔形切除术的优势是能够保留更多的正常肺组织，最大限度地保留肺功能。很显然，这种局部切除的方式在早期、无淋巴结转移的患者中可能适用。

早在 1994 年，William H.Warren 就对 68 例肺段切除与 105 例肺叶切除患者进行了对比，两组生存在肿瘤 < 3cm 组中差别不大，但如果肿瘤 > 3cm，则肺叶切除显示了优势，肺段切除与肺叶切除相比，局部复发率更高。鉴于此，该文的作者建议局部切除的患者应该进行更频繁的随访。但此文章发表较早，对其中的淋巴结清扫情况未详细叙述。

在 1995 年，Ginsbeng 等报告了肺癌局部切除与肺叶切除相比使肺癌的复发率增加了 75%，其中局部复发是肺叶切除组的 3 倍，且术后并发症、围术期死亡率并未降低，术后肺功能无明显改善。此项研究是一项较为严谨的随机对照研究，具有一定的说服力。但是，此文的作者在文中并未详细交代手术切缘与肿瘤大小之间的关系，也未明确术中淋巴结清扫情况。很显然，如果不加选择地对患者进行局部切除并非是一个好的选择。

在一些特殊人群如心肺功能相对欠佳的患者中，进行肺段切除能否显示其优势，Arman Kilic 在 2009 年报道，75 岁以上的老年患者肺段切除可以降低手术并发症与围术期死亡率，获得相似的生存率。

不同部位的肿瘤施行肺段切除其复发风险也许不同，Sienel 等的研究提示总的来看肺段切除复发风险要高，S1 ~ S3 段的病变行肺段切除复发风险要高于其他肺段，文中也提出切缘至少要 1cm 以上。Schuchert 报告解剖性肺段切除可采用开胸或胸腔镜的方式，更具体地分析了切缘与肿瘤复发的直接关系。文章的结论提出，肺段切除切缘距肿瘤要 2cm 以上，切缘距离肿瘤直径应该大于 1cm，否则复发率高。因此，笔者建议对于一般情况较好的患者，若切缘距离不能够保证，应尽量采取肺叶切除的方式。局部切除的手术方式是否能够取得好的结果还需要其他条件的限定，不能单纯为追求更小创伤而采用局部切除。

另外一个将手术做"小"的手段就是电视胸腔镜下的肺癌切除。尽管关于胸腔镜手术是否优于或不劣于传统开胸手术的争议尚未完全平息，两者之间直接比较的研究也缺乏说服力，但随着胸腔镜技术本身的进步与腔镜器械的发展，胸腔镜下肺癌切除术已被大多数的医学中心所采纳，其可行性与安全性毋庸置疑。胸腔镜下淋巴结清扫总体来讲与开胸手术无明显差异，前者在住院天数和手术并发症上优于传统开胸手术。

在 2011 年世界肺癌大会上，众多学者围绕胸腔镜下肺癌切除进行了探讨。Dominique Gossot 等报道了早期肺癌胸腔镜下肺叶切除与开胸手术相比清扫淋巴结个数与站数相当，胸腔镜下清扫纵隔淋巴结 17.7 枚，开胸手术清扫 18.2 枚，清扫站数在胸腔镜中为 3.2 站，开胸手术 3.4 站，均无统计学差异，但胸腔镜手术具有创伤小的明显优势。目前，胸腔镜手术的适应证已经不仅仅限于早期肺癌，许多中心已经将其应用到局部晚期及胸腔镜下支气管袖状切除成型术等难度较高的手术。而对于一些肺功能较差、不宜行开放性肺叶切除术、仅适宜开放性局部切除的患者，胸腔镜下肺叶切除术可能是最好的选择及最佳的替代方式。

胸腔镜下的肺癌手术对于早期肺癌而言已逐步取代传统开胸手术，无论是淋巴结清扫还是肿瘤的切除都不逊于传统的开胸肺癌切除术，且创伤更小，患者更易接受。

（5）肺叶切除优于肺局部切除

从目前的临床实践和研究结果上看，即便是 T1 期肺癌，肺段切除或楔形切除的手术方法尚不能被常规推荐，尤其是在心肺功能较好，能够耐受肺叶切除的患者群体中，但是并不反对将这一问题纳入临床研究。目前有两项重要的 Ⅲ 期临床研究对局部切除与肺叶切除进行比较。JCOC0802 是一项 Ⅲ 期临床研究，入组标准为肿瘤直径 < 2cm，患者随机分为肺叶切除组和肺段切除组，计划入组 1100 例患者，主要终点是总生存，次要研究终点为无进展生存、复发情况、术后肺功能等指标。另外，CALGB140503 研究正在进行中，它是一项比较肺叶切除与亚肺叶切除治疗肿瘤 < 2cm 的周围型肺癌的 Ⅲ 期随机对照研究，计划入组 1297 例患者，主要研究终点为总生存，次要研究终点包括术后肺功能、无进展生存、局部复发等。这些大规模的病例对照研究能够提供更全面更有说服力的数据，否则局部切除尚不能确定作为标准的肺癌切除术。

此外，笔者认为，无论是肺叶切除还是局部切除，真正的依据应该是病理学上的改变。尽管一些肿瘤直径 < 2cm，但在病理上看到了肿瘤肺门引流

方向的镜下浸润。在本课题组前期对术后病理与影像学的研究中就发现有些周围型肺癌尽管肿瘤直径较小，在病理镜下检查中却发现有朝向肺门的支气管、血管的微小侵犯，这些都会导致肿瘤病理"切缘"不足。因此，判断病变是否可行局部切除不应仅从病变大小判断，也应考虑到病理的镜下侵犯情况，而目前的研究目的就是期望将这种镜下病理学上的侵犯与术前影像学的表现结合起来，通过术前的影像表现来判断是否可行局部切除。随着研究证据的增多，针对不同人群的个体化手术方案也会逐渐增多，这些不仅体现在外科技术本身上，也将体现在围术期治疗之中。

（二）电视胸腔镜技术与开胸手术的比较

2016 年，中国肺癌学者白冰、黄云超对中国肺癌外科的现状及进展做了较为详细的报告。

20 世纪 90 年代初，以电视胸腔镜手术（video-assisted thoracic surgery，VATS）为主的微创胸外科的兴起，使得肺癌外科治疗快速发展。2006 年美国国家综合癌症网络和 2007 年美国胸部医师协会的肺癌治疗指引，都将 VATS 与开胸手术并列为早期肺癌外科治疗的合理选择。近年来，肺癌的治疗方法逐渐增多，但到目前为止最有效的治疗手段依然是外科手术。

（1）手术适应证与手术方式的选择

目前，非小细胞肺癌手术方式主要包括 VATS 及开胸手术。肺叶切除伴淋巴结清扫术为目前广泛认可的标准手术方法。手术适应证主要根据患者自身情况及尽可能精确的临床和（或）病理分期决定，目前公认的标准为肺癌 TNM 分期中较早期如 I、II 期及部分 III A 期的患者。值得关注的是，近年来随着微创治疗理念的不断深入，外科手术器械的不断改进及麻醉手术设施和技术的完善，肺癌外科治疗更趋普及，肺癌手术适应证较之前明显扩大。

当前，由于不同医学中心发展不均衡，术者对不同手术方式的熟练程度存在差异，肺癌手术方式的选择尚无统一标准。有学者认为 VATS 将逐渐成为胸外科手术的主角，传统开胸手术将成为其补充。目前多数学者认为 VATS 适用于肿瘤直径不超过 5cm 及少部分未累及叶支气管起始部的中心型肺癌，对于部分老年患者，因心肺功能较差，不能耐受常规开胸手术或常规检查未能明确病理诊断者，VATS 姑息性肿瘤切除或肺取材活检术可作为理想的选择。

卜梁等报道了 VATS 用于肿瘤直径 > 5cm 的非小细胞肺癌手术经验，在 114 例患者中，VATS 组 34 例（肿瘤直径 5.1 ~ 10.2cm，平均 6.3cm），开胸组 80 例（肿瘤直径 5.1 ~ 17.0cm，平均 6.6cm），VATS 组在手术时间 [（208.2±57.0）min vs.（256.4±70.3）min] 及术中出血量 [（269.1±176.2）mL vs.（591.9±169.7）mL] 明显少于开胸组，二者在术中淋巴结清扫数、术后引流时间、住院时间上均无统计学差异。VATS 用于大肿瘤的肺叶切除是可行的，但目前此类相关文献报道较少，多数学者对此仍持怀疑态度。不过，相信随着手术经验、技巧的积累和手术器械的改进，VATS 用于大肿瘤的手术切除将不再是难题。

胸腔镜辅助开胸手术作为开胸手术与 VATS 的过渡，因其对正常肺组织的创伤并不比常规开胸手术小，目前已较少使用。临床上对于部分 T3–T4 期患者或病变累及支气管起始部的中心型肺癌、肺门及纵隔淋巴结肿大以及经过放化疗的患者而言，VATS 难度较大，难以达到根治效果，常规开胸手术则为最佳选择。

（2）VATS

随着肺癌早期筛查的不断普及，临床上可手术的早期肺癌患者不断增多，作为早期肺癌的标准治疗手段之一的 VATS 近年来快速发展。与传统开胸手术相比，VATS 具有创伤小、出血少、术后疼痛轻、对心肺功能影响较小、恢复快及符合美容要求等优点，且已成共识。自 1992 年 Roviaro 首次报道"完全腔镜肺叶切除术"至今，学者们从手术切口到手术方式对 VATS 进行不断优化与改进。

首先是手术切口的改变。胸腔镜肺叶切除术因切口数量的不同主要分为 3 孔 VATS、单操作孔 VATS（SUP-VATS）、单孔 VATS（SP-VATS）及多孔 VATS（4 孔及以上），所有操作均在胸腔镜下完成，不撑开肋骨，实施解剖性肺叶切除和淋巴结清扫或采样。VATS 切口设计一方面要求能够探查、处理整个胸腔，另一方面还要避免手术器械之间的相互干扰，便于操作。

3 孔 VATS 作为经典胸腔镜设计方案，更符合 VATS 特点，操作简便，易掌握，目前应用最为广泛。

腔镜孔多选在腋中线偏前第 7 肋间（1.5cm）；主操作孔以腋前线为中心，上、中叶切除在第 3 肋间，下叶在第 4 肋间（3cm）；副操作孔多在腋后线偏后第 8、第 9 肋间（1.5cm）。

SUP-VATS 又称 2 孔 VATS，一个为腔镜孔（同 3 孔 VATS），另一个为操作孔，多选在腋前线与腋中线间第 4、第 5 肋间（3 ~ 5cm），所有操作均在操作孔下完成。国内学者车国卫等分享了 158 例 SUP-VATS 经验，他认为 SUP-VATS 可用于肺下叶周围型肺癌且肺裂发育好的患者，是肺良性肿瘤患者的最佳选择。Gonzalez-Rivas 等报道了两年来 SUP-VATS 经验，认为 SUP-VATS 与传统 VATS 相比在术中出血量和淋巴结清扫的彻底性上无差异。云南省肿瘤医院胸外一科于 2014 年 9—11 月完成 34 例单操作孔全腔镜肺癌完全切除术，患者术后恢复良好，但所选病例多为孤立性肺结节患者，术前影像学检查多无明显纵隔淋巴结肿大。

在后期对可疑纵隔淋巴结转移患者进行探索性手术时，我们总结了以下经验：①灵活应用腔镜孔与操作孔可以解决实际操作中切割缝合器因角度而操作困难等问题；②尽量使用可旋转的内镜切割缝合器、双关节钳及交替长短、弯曲度不同的器械，能减少器械之间的干扰；③观察孔大小以能紧密固定住 Trocar 为宜，可避免操作过程中反复旋转对肋间神经的损伤；④使用超声刀完成淋巴结清扫，可避免电凝损伤支气管动脉及烟雾对术野的干扰。

SP-VATS 只有一个手术切口，多选在腋前线与腋中线间第 4 ~ 6 肋间（3 ~ 5cm），所有器械均经此孔完成操作。SP-VATS 早期主要用于胸外伤、气胸、脓胸、手汗症等的治疗及高危患者的手术活检和分期。Gonzalez 等 2011 年首次报道了单孔 VATS 应用于肺癌肺叶切除术并认为双肺下叶切除是最佳选择。国内学者刘成武等率先开展了单孔 VATS 同期手术治疗双侧同时性多原发性肺癌。

我们在总结 SUP-VATS 经验的基础上也开展了部分 SP-VATS 用于孤立性肺结节或肿块切除术。由于 SP-VATS 难度大，目前缺乏前瞻性随机多中心临床研究，其推广仍面临许多问题，如器械之间的相互干扰、靠近背侧或膈肌附近病灶显露差、隆突下淋巴结清扫较困难以及电刀或电凝产生的烟雾不能排出等。

其次是手术方式的改进。解剖性肺叶切除是目前 VATS 肺叶切除公认的标准。由于不同术者操作习惯的不同，具体手术方式也各具特色。一种为经肺裂操作模式：先打开肺裂，经肺裂间肺实质显露肺血管，随即处理肺动脉、静脉，最后处理支气管，完成解剖性肺叶切除。但该术式并不适用于多数尤其是肺裂发育不良的患者。另一种是避开肺裂操作模式：先避开发育不全的肺裂处理肺门结构，最后再处理发育不全的肺裂。刘伦旭等在此基础上创立了单项式肺叶切除术，即在胸腔镜下首先处理肺门组织及肺门的血管和支气管，单一方向层次推进，下叶切除由下向上推进，上叶和中叶切除由前向后推进。此种术式易于学习和掌握，目前广泛使用。

（3）开胸手术

近年来，以 VATS 为主的微创胸外科迅速发展，但传统开胸手术并未因电视胸腔镜的应用而完全退出。对于部分局部晚期肺癌患者，VATS 难度较大，常规开胸手术依然是最佳选择。传统后外侧切口为常规开胸术的经典手术入路，但因手术时需切断背阔肌、前锯肌、肋骨等，手术创伤大，严重影响患者术后的康复，目前已不作为首选；而据此改良的后外侧小切口开胸术，因切口较小，使用较为广泛，即由腋前线与腋后线之间沿肋骨方向逐层切开皮肤、皮下，长 10 ~ 15 厘米，沿背阔肌前缘筋膜纵行切开，游离背阔肌和胸大肌，钝性分离前锯肌纤维，沿肋骨上缘切开肋间肌后进胸，采用小撑开器缓慢牵开肋骨。

有学者通过比较小切口开胸与传统开胸术治疗肺癌的临床效果后认为前者具有较高的临床应用价值。在我国目前就诊的患者中，局部晚期肺癌约占全部肺癌的 40% ~ 50%，有学者认为，对部分侵犯心脏大血管的局部晚期肺癌患者行手术根治切除，同样能获得较好的近期和远期疗效。周清华教授等提出通过检测局部晚期肺癌患者外周血 CK19 mRNA 表达，对肺癌进行分子分期，从而施行个体化外科治疗，为肺癌外科治疗的策略提供了重要指导。

（4）总结与展望

以胸腔镜为主的微创胸外科对于早期肺癌的治疗已成为共识，随着国家对于肺癌早诊早治的提倡及现代影像技术设备的改进，未来 VATS 将成为肺癌外科治疗的主角，改良的小切口开胸术将承担起部分局部晚期肺癌手术治疗的重任并作为 VATS 的重要保障。

近年来，随着新辅助化疗、放疗以及分子靶向药物治疗的巨大进展，如何为不同分期、不同治疗意愿的患者提供最佳或综合的治疗方案，以实现真正的个体化治疗服务，是现代医疗需要解决的共同难题。肺癌外科治疗的发展，一方面要求手术方式不断优化与改进，另一方面也要求外科器械设备不断创新。

二、肺癌内科治疗最新发展

（一）第三代靶向药

2016 年，在欧洲临床肿瘤协会年会上，广东中山大学肿瘤防治中心的张力教授报告了一项由我国自主研发的第三代靶向新药 EGFR-TKI AC0010（艾维替尼）。陆舜教授对此给予了高度评价，称"该药物已经完全能同国外的第三代 AZD9291 相媲美"。

据陆舜教授介绍，AC0010 很可能是继世界上目前唯一上市的第三代 EGFR-TKI AZD9291 之后最有潜力的药物之一。与 AZD9291 类似，AC0010 已经表现出了颇具前景的抗肿瘤活性（客观缓解率高达 62%），同时缓解期持续时间也非常可观。

该项药物研究于 2014 年 10 月正式启动，截至 2016 年 8 月，共入组 52 例经 EGFR-TKI 治疗后产生耐药的非小细胞肺癌患者，借以评价 AC0010 的安全性、抗肿瘤活性、药物代谢动力学等信息，并试探 II 期临床试验的推荐剂量。

回顾过去，在 PROFILE 1029 研究出炉之前，几乎所有关于 ALK 基因突变的临床研究都集中在西方国家，鲜有中国人群和东亚人群参与入组。而在分子医学和精准医学时代，基因的突变与人种及地域均存在不同程度的差异，针对不同人群基因突变治疗的效果也不尽相同。中国急需一项大型临床试验研究来证实针对 ALK 基因突变的治疗对中国的患者是否同样有效。

在 2016 年 6 月的第 52 届美国临床肿瘤学会年会上，陆舜教授代表研究组介绍了这项来自中国的 ALK 通路随机 III 期临床试验，成功填补了这方面的空白。

　　研究者指出，在 PROFILE 1029 研究中，中国 ALK 阳性的晚期非小细胞肺癌患者接受克唑替尼治疗后的中位无进展生存期也是 11 个月，其结果与先前全球多中心 PROFILE 1014 研究相似，甚至疗效更佳。这一结果令中国的肺癌学者欣喜不已。

　　ROS-1 重排基因是目前发现的另一个重要的肺癌驱动基因，这一驱动基因在所有患病人群中的发生率仅为 2%，因此传统的"头对头"随机对照研究需要召集大量患者进行筛选。这显然是不可行的。

　　为此，中国肺癌学者另寻妙招，采用单臂临床试验方法，在中国、日本和韩国开展了一项亚洲地区 II 期临床试验，其结果同样令人振奋。研究表明，ROS1 重排阳性晚期非小细胞肺癌患者经克唑替尼治疗后，亚洲患者的无进展生存期长达 13.4 个月，其中中国患者为 12.9 个月，均显示出了优于传统化疗的结果。

　　值得注意的是，国际上有 4 项类似的临床试验，结果却不尽相同。美国临床试验得出 PFS 为 19 个月，而法国及欧洲的一项回顾性研究显示 PFS 仅为 9 个月。可见，ROS1 重排阳性治疗在不同国家及地区疗效不同，而最低的有效 PFS 均大于 9 个月以上。这项研究让克唑替尼成为当时中国 ROS1 重排阳性患者另一个值得推荐的治疗方案。

　　传统的肺癌临床研究总会将一种新型药物与传统化疗药物作对比。那么，直接将两种 TKI 靶向治疗药物"头对头"对比，会有什么结果呢？LUX-Lung 8 研究便是第一项在晚期肺鳞癌（SCC）患者中，直接将两种不同的靶向治疗药物阿法替尼与厄洛替尼进行疗效比较的临床试验。

　　在此试验中，中国肺癌学者对东亚患者人群中预先计划的亚组进行了深入分析，结果发现，对晚期肺鳞癌患者而言，阿法替尼比厄洛替尼在无进展生存期方面具有明显优势。

　　研究显示，阿法替尼治疗可使死亡风险明显降低（19%），并使患者的中位生存期延长超过 7.9 个月，远大于厄洛替尼（6.8 个月）；接受阿法替尼治疗一年后仍存活的患者数量要明显多于接受厄洛替尼治疗的患者（36.4% vs.28.2%）。

至此，中国肺癌研究已从 20 年前的跟着国际临床研究"赶潮"，发展到了今天自己"弄潮"的局面。在国际上，越来越多的临床试验研究正在出现中国的声音，甚至开始由中国主导。

纵观中国的肺癌发展史，在每一个令人骄傲振奋的重要节点，中国学者都交出了理想的答卷。这承载着诸多肺癌学者的心血，同时也需要有更多的新兴力量承前启后。

（二）肺癌的免疫治疗时代

针对近年来炙手可热的肺癌免疫治疗，陆舜教授于 2018 年 4 月接受了媒体的采访。

媒体：CheckMate-078 取得了阳性结果，并在美国癌症研究学会（AACR）公布了研究数据，这是肺癌领域第一个以中国患者为主的 PD-1 抑制剂 Ⅲ 期临床研究，作为参与者，您此刻最大的感受是什么？

陆舜教授：CheckMate-078 是肺癌领域第一个在中国人群中显示出生存获益的 PD-1/PD-L1 免疫治疗相关研究，相信 Nivolumab 很快会在中国获批，也期待该药能为中国患者带来福音。此刻我最大的感受就是我们终于要进入肺癌免疫治疗的时代了。

媒体：自 2015 年首个 PD-1 抑制剂 Nivolumab 获批用于肺癌二线治疗后，肿瘤免疫治疗在肺癌领域一路高歌，请您为我们简单回顾一下过去几年肺癌免疫治疗的发展历程。

陆舜教授：2015 年，美国 FDA 基于 Check Mate-017 和 Check Mate-057 的研究结果分别批准了 Nivolumab 为鳞癌和非鳞癌中的二线治疗用药。这两项研究比较了 Nivolumab 与多西他赛的疗效，结果 OS（总生存期）完胜化疗。随后便陆续开始了这一类药物在肺癌一线治疗的研究，最初的 KEYNOTE-024 研究显示，针对 PD-L1 高表达（PD-L1 ≥ 50%）的患者，Pembrolizumab 优于化疗；CheckMate-026 研究的回顾性亚组分析也看到对于高 TMB 的患者，Nivolumab 优于化疗药。基于以上结果，FDA 首先批准了 Pembrolizumab 用于 PD-L1 高表达（PD-L1 ≥ 50%）患者的一线治疗。随后，在今年的 AACR 上分别报道了各大公司的几项重要研究。

第一项是 KEYNOTE-189 研究，在此之前的 KEYNOTE-021G 随机 Ⅲ 期结果显示，Pembrolizumab 联合培美曲塞 + 卡铂较化疗对照组显著延长 PFS 并提高了 ORR（客观缓解率）。但是它总共入组 123 例非小细胞肺癌患者，因此，FDA 在美国有条件地批准了 Pembrolizumab 的适应证。在一周前的 AACR 会议上，公布了 KEYNOTE-189 的结果：无论 PD-L1 表达如何，Pembrolizumab 联合培美曲塞 + 铂类完胜化疗对照组，具有更好的 OS、PFS 和 ORR。首次证明在不加选择的患者人群中，免疫治疗联合化疗优于单纯的化疗。

第二项是 AACR 同期报道了 IMpower-150 的研究结果，无论 PD-L1 表达水平如何，与贝伐珠单抗 + 化疗相比，Atezolizumab（抗 PD-L1）+ 贝伐珠单抗 + 化疗均能延长 PFS。会议还报道了关键亚组分析的结果，发现在 EGFR 或 ALK 阳性患者中，联合 Atezolizumab 的方案在 PFS 上完胜单纯的贝伐珠单抗 + 化疗，提示四药方案对这部分患者有效。

第三项研究是施贵宝的 IO 联合 IO 的 CheckMate-227 研究，该研究证明了 Nivolumab 联合 Ipilimumab 在高 TMB 人群中 PFS、ORR 完胜化疗，值得一提是 1 年的 PFS 率高达 43%（化疗组为 13%），也显示出双免疫治疗的最大特征即应答的持久性。另外也有专家在讨论未来是否能实现 Chemo-free（不做化疗）。

媒体：CheckMate-078 研究的成功，为我国今后的 IO 治疗和临床研究带来了哪些启示？

陆舜教授：CheckMate-078 是第一个在中国开展的肿瘤免疫治疗 Ⅲ 期临床研究，也是全球第三项 Nivolumab 二线治疗肺癌的 Ⅲ 期研究。该研究标志着中国迈入了免疫治疗新时代，我相信未来中国会有越来越多此类药物。研究结果将指导我们未来确定哪些人群更易从免疫治疗中获益。

媒体：我国的非小细胞肺癌具有独特的基因谱特征，您认为针对中国患者，未来免疫治疗的研发方向是什么？在联合治疗和生物标志物方面，我国参与了哪些研究？前景如何？

陆舜教授：在生物标志物方面，现在获批的是 PD-L1 的免疫组织化学检测，未来我们需要证明 TMB 的有效性。CheckMate-227 研究中 TMB 测定 panel 为 Foundation One CDx Assay，高 TMB 定义为 ≥ 10 个突变 /Mb（Mut/MB），研究结果显示高 TMB 的患者更容易从双免疫治疗中获益。相信未来还有其他生物标志物的出现，但都需要临床试验来验证。另外，现在国内很多免疫药物的临床试验都在简单地研究联合化疗与单用化疗的区别，但 IO 类药物之间存在很多差异，因此类似的试验设计将可能承担很大的风险。

媒体： 中国今年有望迎来首个 PD-1 抑制剂上市，对此您有何期待和感想？

陆舜教授： 希望 Nivolumab 能为更多患者带来生存获益。CheckMate-078 有一些入组条件限制，而正在开展中的 CheckMate-870 研究在不加选择的真实人群中观察 Nivolumab 二线治疗的安全性，人群更加广泛，更接近真实情况。另外，我们很期待 Nivolumab 上市后在广泛人群中的应用，与欧美人群相比，中国人群的效果和不良反应可能都不太一样。例如，中国人乙肝感染率非常高，本身肝脏损害较高，这部分患者使用免疫治疗的安全性和疗效如何，都需要我们进一步研究。

媒体： 在去年的中国临床肿瘤学会（Chinese Society of Clinical Oncology，CSCO）大会上，免疫治疗成为最大热点之一。我们看到随着 bTMB（blood TMB）免疫治疗疗效预测新指标的出现，继化疗后，靶向治疗和免疫治疗成为新的癌症治疗手段，您认为未来肿瘤诊疗模式将会发生怎样的演化？

陆舜教授： 2011 年，美国 FDA 首先批准了伊匹单抗，在随后的四年又先后批准了几个药物，其中肺癌方面大家比较熟悉的就是易瑞沙、特罗凯、凯美纳，这些药物的出现给肺癌的治疗带来了根本性的改变，并被美国 FDA 批准纳入了标准的治疗体系当中，并且每年在肺癌领域都发生着许多重大变化。我们已从讨论新时代是否来临的过去，发展到免疫治疗已经真正成为标准的治疗程序。而从药物演变来看，在过去的 30 年里，经历了 10 年化疗，10 年靶向，再到 2015 年，我们已真正进入了免疫时代。

媒体： 去年 FDA 批准了首个 CAR-T 疗法，您如何看待这一被公众寄予厚望的新兴疗法？

陆舜教授： CAR-T 在血液肿瘤治疗领域确实是一个创新性的突破。科学不等于医学，中国现在不乏做 CAR-T 研究的机构，但问题是要像审核新药一样，需要制定一个临床疗效的验证规范。科学是在实验室进行的，但是医学是要有临床实践的，所以应当符合伦理，并加以临床疗效的考核。任何用于临床的治疗手段，都必须经过临床试验进行验证。当然我们也非常希望国家制定相关的 CAR-T 临床试验标准，不管是临床、机构，还是公司，都必须在一个像我们做药物临床试验一样的规范下进行疗效的验证。其他任何以科研为目的而不是以临床注册为目的的研究，我们就只能谈科学问题而不能谈如何用于临床。

媒体：在相同样本的不同维度，相同患者多节点的数据积累和资源投入，加上人工智能等技术的逐渐深入，放眼未来三年，您认为肿瘤基因大数据从根本上能给肿瘤的诊断和治疗带来哪些可能在临床落地的突破？其中需要解决的首要问题是什么？

陆舜教授：现在是大数据时代，毫无疑问，人群的临床数据是真正的大数据，而这个大数据还包括一个组学的问题，而不是单纯地说一个人，10 万个人，还是 20 万个人的临床数据。虽然每个人的遗传数据本身就已经是大数据，但如果不能够将基因组学、免疫组学等各种组学的大数据进行整合，那么我们最终得到的也仅仅是数据大，而不是大数据。当然美国关于基因组学，它有国家层面的数据库，如 TCGA（癌症和肿瘤基因图谱）计划，而目前中国还缺乏类似的平台，大部分还只是依靠公司去收集，只得到有限的数据。

媒体：一些药品公司近期组织举办了肿瘤基因大数据研讨会，做了许多科研、产业沟通的工作，您作为肿瘤临床诊治专家，在这一沟通协作过程中，都有哪些心得和建议？

陆舜教授：很重要的一点是，大家已经意识到精准医学是需要和临床进行紧密合作的，而不是简单地追求商业利益。从国家层面主张的是产、学、研结合，也就是说，科学研究的成果如果要产业化；需要和企业进行合作，将精准医学研究理论和技术转化成应用。在这个过程中，遇到的重大问题之一是标准建立，也就是我们如何从临床中获得足量的标本，建立标准，再回到临床应用上。公司跟医院或者研究机构的合作，一定是基于研究成果的转化，在基础合作完成后，公司再实现产业突破。整体上需要产、学、研通盘合作，相互转化，最终才能为百姓、为患者谋求福利。

媒体：近期 FDA 批准了 NGS（下一代测序技术）肿瘤大 Panel 进入临床，这是否意味着 NGS 已经从概念正式迈向临床了呢？您怎么看待这项技术的应用和 NGS 未来在临床领域特别是肺癌领域的应用趋势？

陆舜教授：现在国内有很多从事肺癌领域基因组学应用的公司，单从技术领域上讲，我们把它们分为两部分，一部分是基于全外显子测序；另一部分则是 Panel 检测，这和美国的情况非常相似。但同时在许许多多公司开展的工作中，也面临着一些问题，比如检测的规范、质量的控制以及如何把检测结果整合到临床研究当中等。最近美国 FDA 批准 Foundation Medicine 的 Panel，这个 Panel 在美国人群当中的验证是能够很好筛选出真正获益的人群，Foundation Medicine 技术在 300 多个基因当中的验证已经显示出了非常好的效果，而 FDA 则认为这个 Panel 还能筛选出更多、更好的靶点，这是非常好的开始。

媒体：那您认为国内相关技术在获批过程中会有哪些问题？

陆舜教授：目前我们的问题并不是技术不成熟，而是缺少规范化的临床试验。现在美国以及全球已经有很多报道证明了这项技术的可行性，但问题是我们的检测方法仍然需要经过临床疗效的考核。我们现在还缺少后面部分的证据，我所知道的 CFDA（国家食品药品监督管理局）已经在审批 2 ~ 3 个。

2018 年 11 月，在由国际肺癌研究学会举办的亚洲肺癌大会（Asia Conference on Lung Cancer，ACLC）上，吴一龙教授说："过去，基因检测送检率低，一部分原因在于我们没有后续的靶向治疗方案，即使做了检测也没有对应的药物，所以患者觉得没必要检测，药物可及性影响了送检率。但现在随着第三代靶向药的问世，基因检测有了用武之地。建议患者在对第一代、第二代靶向药出现耐药之后再做基因检测，以确定是否存在特定靶点的突变，然后结合医生专业建议，再采用第三代靶向药进行治疗。"

对于没有特定驱动基因突变的肺癌患者，分子靶向药物的治疗效果远不如预期，而这批患者往往仍然只能依赖化疗来延长生命。但化疗的疗效有限，而且不良反应大。随着免疫治疗药物逐步快速进入中国，我国的肺癌治疗也随之步入了肿瘤免疫治疗时代。肿瘤免疫治疗是通过激活人体自身对抗肿瘤的免疫功能来杀死肿瘤细胞，具有疗效持久、不良反应小的特点。在某些瘤种，如恶性黑色素瘤等方面，其疗效显著，部分患者甚至在停药后仍然能获得长期生存。

肿瘤免疫治疗正在颠覆对晚期肺癌治疗的认识，晚期肺癌患者 5 年的生存率从化疗时代的 5%"连升三级"，达到了 15%，这是具有里程碑式意义的变化。吴一龙教授指出，肿瘤免疫治疗在晚期肺癌中的临床应用还只是一个开始。未来随着更多研究结果的出现，我们将看到肿瘤免疫治疗在手术前、手术后等更早期肺癌治疗阶段的应用，这将进一步增加患者的生存期。在未来，长期带瘤生存的肺癌患者将会非常常见。

当前中国是肿瘤免疫药物研发最"火热"的国家，没有之一。无数厂家在开发肿瘤免疫治疗药物，虽然"扎堆"现象严重，但毫无疑问，这必将推动国内在这一方面的临床研究，并带来中国患者的治疗数据。吴一龙教授认为，随着越来越多的国产肿瘤免疫、靶向治疗药物进入临床应用，将会使价格变得更加便宜，从而能够让更多的中国患者从创新药物中获益。

（三）新型内科辅助治疗模式

2019 年 3 月 1 日，第 16 届中国肺癌高峰论坛在广州召开。本次肺癌高峰论坛立足于实践性、前瞻性和创新性，以"肺癌围术期精准治疗"为主题，重点从肺癌围术期治疗的实践、探索、展望、共识四个维度开展相关学术讨论。会上，就有关肺癌的内科新辅助治疗模式，与会专家学者提出了不少真知灼见，综合起来，主要有以下几方面：

（1）非小细胞肺癌的 5 年生存率亟待提高

肺癌是世界范围内发病率和死亡率最高的恶性肿瘤，其中非小细胞肺癌占 80% ~ 85%。据统计，约有 1/3 的非小细胞肺癌确诊时已处于局部进展期（Ⅲ期），其 5 年生存率远远落后于乳腺癌和结直肠癌，且 10 余年来进步不大。

目前，手术仍然是早期和某些局部晚期（Ⅰ~ⅢA）非小细胞肺癌的主要治疗手段。有大于 50% 的肺癌患者在单独接受手术后，会出现复发；而围术期辅助化疗是预防疾病复发的主要手段之一，与单纯手术相比，可将 5 年总生存率提高 5%。

（2）非小细胞肺癌出现新的辅助化疗模式

第一，新辅助化疗和单纯手术。2014 年，非小细胞肺癌荟萃分析协作组发表在《柳叶刀》（The Lancet）杂志上的一篇以单个患者数据为基础的 Meta 分析文章，共纳入了包括 2385 例非小细胞肺癌患者的 15 项随机对照试验，结果显示非小细胞肺癌新辅助化疗对比单纯手术生存获益显著，相对的死亡风险降低了 13%（HR = 0.87，95%CI：0.78 ~ 0.96，p = 0.007），绝对 5 年生存获益大约在 5%（从 40% 提高到 45%）。Ⅰ B ~ Ⅲ A 期患者无复发生存率（HR = 0.85，p = 0.002）以及远处转移的时间（HR = 0.69，p < 0.0001）均显著提高，同时局部复发的时间也有延长趋势（HR = 0.88，p = 0.20），但没有统计差异。这项研究肯定了新辅助化疗在可手术切除非小细胞肺癌患者综合治疗中的重要地位。

第二，化疗、放疗 + 手术和化疗 + 放疗。那么，对非小细胞肺癌患者进行诱导放化疗后究竟是选择手术还是放疗？ INT0139 研究给出了答案。该研究纳入了 T1–3pN2M0 患者 396 例，所有患者接受 PE 方案化疗及放疗（45Gy，第一天开始），一组手术后再进行 2 周期 PR 方案化疗，另外一组继续放疗至 61Gy，再行 2 周期 PE 方案化疗。

结果显示，手术组和放疗组中位 OS 无差异，23.6 个月对比 22.2 个月。手术组显著延长次要研究终点 PFS（12.8 个月对比 10.5 个月）和提高 5 年生存率（22% 对比 11%）。全肺切除死亡率高达 26%，且导致手术组治疗相关死亡率增加（8% 对比 2%）。亚组分析，90 例肺叶切除患者较放化疗患者 OS 较长 [33.6 个月对比 21.7 个月（p < 0.002）]。

第三，EGFR–TKI 用于新辅助治疗。近期，由吴一龙教授领衔，厄洛替尼和双药化疗作为新辅助／辅助治疗的研究（CTONG 1103）公布了最新结果，在完全切除的 Ⅲ A—N2 期 EGFR 突变的非小细胞肺癌患者中，厄洛替尼作为新辅助治疗药物显著改善了生存获益。

CTONG 1103 研究共纳入来自中国 17 个中心的 386 名患者，其中 72 名 N2 期患者 1：1 随机分组接受治疗。厄洛替尼组分别进行 42 天新辅助治疗和 12 个月辅助治疗，化疗组则进行各 2 个周期的新辅助／辅助治疗。

数据显示，厄洛替尼带来的客观缓解率为 54.1%，高于化疗组的 34.3%。而且厄洛替尼将患者的无进展生存期延长到了 21.5 个月，显著优于化疗组（11.9 个月），疾病进展风险改善近 60%。此外，厄洛替尼的安全性优于化疗，未发生 3 级或 4 级毒性事件与意外不良事件。

由此可见，在 ⅢA ～ N2 期非小细胞肺癌中，以生物标志物指导的 EGFR-TKI 新辅助治疗策略具有应用前景。这项重要研究为 EGFR-TKI 新辅助治疗增添了新的证据。

（3）非小细胞肺癌有了新的辅助免疫治疗

第一，IO 单药。免疫治疗在非小细胞肺癌新辅助治疗领域开展最早的研究是 CheckMate159。这项临床试验一共入组了 21 名未经治疗的、可手术切除的早期（Ⅰ、Ⅱ或 ⅢA 期）非小细胞肺癌患者。术前给予两剂 PD-1 抑制剂纳武单抗。纳武单抗（3 mg ／ kg）每 2 周静脉给药 1 次，计划在第一剂给药后约 4 周进行手术，研究的主要终点是安全性和可行性。病例缓解情况、PD-L1 表达水平、肿瘤突变负荷及突变相关的新抗原特异的 T 细胞反应为次要终点和探索性终点。

结果显示，在 21 名患者中，2 名（10%）出现部分缓解，18 名（85%）疾病稳定，只有 1 人（5%）出现疾病进展。长时间随访提示，20 位接受了根治性手术治疗的患者，18 个月无疾病复发率达 73%，总生存率高达 95%。

早期非小细胞肺癌新辅助化疗的完全病理缓解率（PCR）只有 4%，病理缓解（MPR）20%，而 CheckMate159 证明免疫治疗能带来更大的获益（PCR15%，MPR45%）。这为免疫治疗在非小细胞肺癌新辅助治疗领域应用提供了证据。

另外，PD-L1 单抗 Atezolizumab 也进行了单药治疗试验 LCMC3，其试验设计与 CheckMate159 非常相似，入组患者也更多，但病理学显著缓解率只有 22%。

第二，IO + 化疗。纳武单抗联合化疗的 NADIM 研究是一项 Ⅱ 期、单臂、开放的多中心研究，入组局部为可切除的 ⅢA ～ N2 期非小细胞肺癌患者。患者接受化疗联合纳武利尤单抗治疗序贯附属治疗 1 年。新辅助治疗方案包括 3 个周期的纳武利尤单抗（360mg/m^2 静脉注射，每 3 周 1 次）联合紫杉醇（200mg/m^2 和卡铂 AUC6 静脉注射，每 3 周 1 次）化疗。在完成新辅助治疗后，手术前进行肿瘤评估。在完成 3 个周期的新辅助治疗后的第 3 周或第 4 周进行手术。

辅助治疗方案为纳武利尤单抗 240mg（静脉注射，每 2 周 1 次），4 个月和纳武利尤单抗 480mg（静脉注射，每周 4 次），8 个月，术后共满 1 年。研究计划招募 46 例患者。主要研究终点为 24 个月的 PFS 率。采用客观病例缓解标准进行疗效探索性分析。

该研究共进行了 20 例手术，所有肿瘤均可切除。总体临床缓解率评估：CR（完全缓解）患者 10%，PR（部分缓解）患者 60%。术后病理缓解率评估：13 例（65.0%；95%CI 40.8% ~ 84.6%）患者取得病理完全缓解，3 例（15.0%）患者取得显著的病理缓解（定义为切除标本中存活肿瘤细胞 < 10%）。结合取得完全病理缓解和大 PR 的患者，总的 ORR 为 80.0%（95%CI 56.3% ~ 94.3%），完全缓解率为 60%。

在新辅助治疗阶段评估化疗联合免疫治疗，在局部晚期，潜在可切除的非小细胞肺癌患者中显示出卓越的抗肿瘤疗效，病理完全缓解率超过预期。

另外一项 Atezolizumab 联合卡铂＋紫杉醇的试验，在进行两个周期的新辅助化疗时，Atezolizumab 的病理学显著缓解率提升到了 50%，也有 21.3% 的患者完全缓解。

第三，IO ＋ IO。在单药治疗和联合化疗之外，免疫治疗＋免疫治疗也同样是一种思路。NEOSTAR 研究便是一项评估纳武利尤单抗或纳武利尤单抗联合伊匹木单抗新辅助治疗可切除非小细胞肺癌患者效果的研究。

该研究纳入可手术切除的Ⅰ~ⅢA 期非小细胞肺癌患者，按 1∶1 比例随机分为 A、B 两组：A 组接受新辅助纳武利尤单抗单药治疗（3mg/kg），第 1 天、第 15 天、第 29 天用药；B 组接受新辅助伊匹木单抗 1mg/kg，第 1 天用药联合纳武利尤单抗治疗（3mg/kg），第 15 天、第 29 天用药。新辅助治疗后患者接受手术，术后 8 周给予辅助治疗。分别在基线、新辅助治疗过程中、治疗后、手术后留取外周血标本；在基线和新辅助治疗后进行 CT 或 PET-CT 检查。主要终点为接受新辅助治疗患者的主要病理学应答（MPR，

≤ 10% 的活性肿瘤细胞）。

　　研究共有 45 例符合要求的患者入组，32 例（89%）患者完成新辅助治疗，其中单药治疗组和联合治疗组均为 16 例（89%）。在接受手术治疗可评估的 26 例患者中，术后标本达到完全病理缓解的患者比例为 19%，两组分别为 14% 和 25%；达到病理缓解的患者比例为 11%，两组分别为 14% 和 8%。两个治疗组患者手术标本存活细胞比例的中位数分别为 65% 和 27.5%。

　　另外，从临床疗效 ORR 来看，单药治疗组达到了 31%，而联合治疗组只有 12%。因此，临床缓解率对于新辅助免疫联合治疗来说，是个值得挑战的课题。

　　（4）关于新辅助免疫治疗的思考

　　以上所介绍的 CheckMate159、NADIM、NEOSTAR 等几项新辅助研究目前都已经达到了主要的研究终点。将这些研究的结果进行比较可以发现，新辅助治疗所带来的 MPR 比较高，有些研究甚至达到了 70% ~ 80%，可见新辅助治疗对大部分患者的肿瘤细胞缓解是很有效的。

　　如果将已达到主要研究终点的新辅助研究与晚期一线治疗研究进行对比，还可以发现，新辅助治疗联合化疗的效果及临床缓解率要优于晚期一线治疗。

　　综上所述，新辅助免疫治疗总体上是安全的，术后并无主要并发症，AEs（不良事件）可预期。RECIST（实体瘤反应评价标准）评估和 MPR 评估均显示新辅助免疫治疗具有一定的抗肿瘤活性。虽然关于增强抗肿瘤免疫力的证据尚不能确定，但这些研究为生物标志物的探索提供了新的思路。

三、肺癌放射治疗最新技术

（一）肺癌放疗现状

　　肺癌的放射治疗包括根治性放疗、姑息性放疗、减症性放疗以及预防性放疗等。不能耐受手术的早期肺癌患者可考虑根治性放疗；对于肿瘤没有获得根治性切除或中晚期肺癌（Ⅲ~Ⅳ期）患者术后需要追加放疗。晚期肺癌放疗主要是减轻症状，减少并发症，并改善患者的生存质量，包括颅内放疗、胸腔放疗以及椎体放疗，以避免骨质持续破坏、引起的截瘫等。对于小细胞肺癌，同步放化疗是标准的治疗措施，根治性放疗后，还需要行预防性全脑放疗。放疗的方法包括常规放疗、立体定向放疗、TOMO（螺旋断层放射治疗系统）、伽马刀、射波刀、质子刀等。放疗的不良反应包括放射性肺炎、放射性肺纤维化、脱发、骨髓抑制、放射性脑反应、局部皮肤反应等。

（1）什么是放疗？

肿瘤放射治疗是利用放射线治疗肿瘤的一种局部治疗方法。放射线包括放射性同位素产生的 α、β、γ 射线和各类 X 射线治疗机或加速器产生的 X 射线、电子线、质子束及其他粒子束等。大约有 60% 的肺癌患者在治疗癌症的过程中需要用放射治疗。放射治疗在肺癌治疗中的作用和地位日益突出，已成为治疗肺癌的主要手段之一。

随着 CT 影像技术和计算机技术突飞猛进的发展，现在的放疗技术由二维放疗发展到了三维放疗、四维放疗，放疗剂量分配也由点剂量发展到了体积剂量分配，及体积剂量分配中的剂量调强。现在的主流放疗技术包括立体定向放射治疗（SRT）和立体定向放射外科（SRS）。立体定向放射治疗包括三维适形放疗（3DCRT）、三维适形调强放疗（IMRT）；立体定向放射外科包括 X 刀（X-knife）、伽马刀（γ knife）和射波刀（cyber knife），X 刀、伽马刀和射波刀等设备均属于立体定向放射治疗的范畴，其特征是三维、小野、集束、分次、大剂量照射，它定位的精度更高，靶区之外剂量衰减得更快。

为了达到最大的肿瘤控制作用和最小的治疗不良反应，现代放疗的最重要原则包括合适的模拟定位、精确的靶区勾画、适形的放疗计划以及保证放疗计划的精确实施。

（2）普通放疗和立体定向放疗

普通放疗是常用的传统放疗方法，照射范围包括肿瘤、附近转移灶、附近将要转移的区域，一般每天照射 1 次，每周 5 次，每次给予常规放疗剂量，这种方法的优点是肿瘤及附近淋巴结区都能照射，费用低廉；缺点是周围正常组织受到不必要的照射，产生放疗不良反应。立体定向放疗也就是我们常听说的伽马刀或 X 刀，是放射线通过多个不同的方向聚焦到肿瘤灶，在破坏肿瘤的同时能较好地保护周围正常组织。治疗的结果像刀切一样使肿瘤坏死消失，所以形象地比喻成"刀"，但伽马刀、X 刀并非手术开刀用的刀。

（3）哪些肺癌患者需要接受放疗？

第一，肺癌原发灶的放疗。

肺癌原发病灶的放疗包括因合并内科疾病不能耐受手术的早期肺癌的放疗、不能接受手术切除的局部晚期肺癌的放疗、拟行手术的肺上沟瘤的诱导放疗、小细胞肺癌患者的同步放化疗或序贯式放化疗及原发灶肺癌切除术后的辅助放疗。

① 早期肺癌

对于因高龄、合并内科疾病不能耐受手术以及拒绝手术治疗的患者，放射治疗是最佳替代手段。目前，美国国家综合癌症网络指南已将立体定向放疗作为不能耐受手术的肺癌早期患者的替代治疗方案。

② 局部晚期肺癌

局部晚期肺癌是指局部扩散而无远处器官转移的非小细胞肺癌。对于可手术的局部晚期患者，术后应予以化疗；但对于不可手术切除而且能够耐受化疗的患者，同步放化疗是其首选，既可以提高局部控制率，还可降低远处转移的概率，改善患者的预后。

③ 拟行手术的肺上沟瘤或 N2 肿瘤的诱导放疗

肺癌的 N2 期肿瘤是中期肺癌，此类患者的整体预后较差，单纯手术治疗效果不佳，部分术前 N2 患者淋巴结无法根治性切除。通过有效的放化疗，有些患者的肿瘤能够明显缩小甚至消失，因而能使一些在技术上不能切除的肿瘤变为能切除的肿瘤（如肺上沟瘤），从而提高了手术切除率；其次由于肿瘤在放疗后缩小，有可能使手术范围缩小。术前先放疗一部分剂量，缩小肿瘤利于手术。一般需要 3 ~ 4 周时间完成，放疗后休息 3 ~ 6 周再进行手术。此放疗后休息是为了正常组织修复放疗反应，同时使肿瘤进一步退缩以利于手术切除。

④ 原发灶肺癌切除术后的辅助放疗

术后胸腔内有病灶残留的支气管残端阳性者，或者胸壁残留者，术后需要接受辅助放疗。因肿瘤生长在特殊部位或与周围脏器粘连无法完全切除，这些残留肿瘤术后会复发和转移，所以术后应该通过放疗消灭残存癌细胞。放疗时间根据残存肿瘤多少而定，如果残存肿瘤较多，肉眼就能看到有肿瘤残留，几乎需要与根治性放疗同样的时间和剂量；如果残存肿瘤较少，只有在显微镜下看到有癌细胞残留，一般使用根治性放疗剂量的2/3剂量即可。

第二，肺癌脑转移放疗。

肺癌脑转移放疗分为预防性放疗和治疗性放疗。

① 预防性全脑放疗

对于小细胞肺癌患者，经过前期治疗，患者症状明显缓解；病灶稳定者，采用预防性全脑放疗有助于降低患者颅内复发的风险，延长生存时间。但患者术前需要评估精神认知状况，如果患者精神认知状况较差或合并早老性痴呆，全脑放疗可能会加重其症状，需要谨慎考虑。

② 姑息性脑转移灶的放疗

肺癌脑转移患者，特别是有症状患者，放疗是脑转移治疗的首选治疗方法，目前立体定向放疗技术已成熟地应用在脑转移瘤的治疗中。立体定向放疗技术是单次大剂量的放疗，定位准确，效果更好，对脑功能损伤小，特别适用于单个转移灶或寡转移灶；而多发颅内转移仍考虑全脑放疗，或者作为颅内脑转移复发的补救治疗。近年来，研究提示，肺癌脑转移放疗结合靶向治疗可取得较好的疗效，能有效延长此类患者的生存时间。

第三，肺癌其他转移灶的放疗。

因肿瘤生长引起患者痛苦，如骨转移疼痛、肿瘤堵塞或压迫气管引起呼吸困难、压迫静脉引起血液回流障碍甚至水肿、脑内转移引起头疼、肿瘤侵犯压迫脊髓引起瘫痪危险等，可给予一定剂量放疗以缓解症状、减轻痛苦，预防椎体骨折导致的肢体瘫痪。放疗剂量根据肿瘤部位和目的而异，放疗数次，放疗时间从一周到一月时间不等。

（4）如何选择放疗技术？

目前，有许多放疗技术可以选择，包括伽马刀、立体定向放疗、射波刀、TOMO、质子刀等。这些放疗技术应该如何选择，是不是越新越好呢？实际上，各种放疗技术本身都有其适应证，不同的患者适用于不同的放疗技术，而不应该过度跟风应用最新的技术。最新的技术未必是最适合患者的技术，特别是许多新技术价格奇高，而且不被纳入医保范畴，给患者增加了很多经济负担。其疗效并不随其价格的飙升而提高，未必比传统的放疗技术疗效好，没有必要一味追求最新、最贵的放疗技术，应当适度选择价格合理而有效的治疗技术。

（5）放疗的不良反应

放疗可单独使用，也可配合手术或化疗使用。但是需要明确的是，无论何种放疗，对肺癌而言都是局部治疗，仍然无法代替手术或者化疗，而且无法清除血液或淋巴中的微小转移灶。此外，放疗和其他治疗手段一样，在有效治疗肿瘤的同时一样有不良反应，有些还是不可逆转的不良反应或并发症，如放射性皮肤灼伤，放射性肺间质纤维化，放射性脑神经损伤及行为认知的异常、失聪等。有些并发症让人难以忍受，如放射性食管炎导致吞咽进食困难、饮食呛咳、咽喉疼痛等。放疗还必然会导致骨髓抑制，造成白细胞、血小板及红细胞计数下降等现象。

肺癌放疗是一把双刃剑，特别是对手术患者的纵隔区域进行放疗，术前放疗或术后放疗有可能导致吻合口愈合不良或吻合口瘘，应当慎重。其他放疗的并发症包括气管食管瘘、放射性肺炎、放射性肺纤维化、脱发、骨髓抑制、放射性脑反应、局部皮肤反应等。颅内放疗可能会加重患者的早老性痴呆症状。

（二）肺癌放疗新动向

在第十九届全国临床肿瘤学大会上，中国医学科学院肿瘤医院的王绿化教授在接受媒体专访时，介绍了肺癌放射治疗的最新进展。

他指出：在全球，肺癌都是发病率和病死率非常高的疾病，因此受到广泛关注。在放射治疗方面，最近几年，不同期别的非小细胞肺癌都有新的进展，尤其是早期非小细胞肺癌。早期非小细胞肺癌即Ⅰ期非小细胞肺癌，以手术治疗为主。与其他癌症不同，肺癌主要发生于老年人群，往往合并有其他疾病，因此一些患者不能耐受手术或者个人不愿手术，这时候就需要进行放疗。

最近几年新技术不断涌现，放射治疗从常规放疗到三维适形、调强，再到图像引导的立体治疗，即立体定向放疗，已经发生了质的飞跃。随着放疗的使用越来越多，经验越来越丰富，放射治疗早期非小细胞肺癌可以取得与手术相似的结果。这非常令人振奋，那些不能耐受手术的患者又有了新的希望。

同时，另一个挑战是那些能够接受手术的早期患者是否也可以做放射治疗，进而在放疗与手术之间做出选择，是今后要研究的一个重要方向。现在国际上多个随机对照临床研究都在比较放疗和手术对非小细胞肺癌的效果。非小细胞肺癌即便是早期，也具有复杂的临床症状，应该根据疾病复杂程度细致分析。手术与放疗对不同人群具有不同的优势，有些人更适合手术，有些人则适合放射性治疗，这就牵扯到了精准治疗问题。精准治疗是指宏观原则，具体到某个患者的话，还需要个体化的治疗方案。

局部晚期非小细胞肺癌是有纵隔淋巴结转移或器官受侵的ⅢA～ⅢB肺癌，除少数适合手术外，在多数淋巴结转移、重要器官受损等情况下，国际上接受的都是同步放化疗。最近几年，同步放化疗取得了一定的进步，主要体现在药物的选择及治疗剂量的选择上，有了更大的余地，当然现在还在不断探索。实际上，药物选择上的突破还不大，但现在已有的药物也可以获得很好的效果，如顺铂VP16方案一直是主要的治疗选择。在放疗剂量方面，人们认为提高剂量会有好的疗效。

今年的ASCO报道了质子和光子对局部晚期非小细胞肺癌的治疗研究，尽管两组的生存并无差别，但并不能得出质子不比光子好的结论，进一步的分析能看到质子具有一定的优势。当前光子治疗处于成熟期，而质子治疗正处于幼儿期，正如儿童长大后也许会超过成人一样，质子的发展也可能会超过光子，这一点大家是抱有期待的。

总而言之，局部晚期非小细胞肺癌的治疗正在不断研究、探索以及积累经验，以实现更加精细化和精准化治疗的目的。

Ⅳ期非小细胞肺癌还是以全身治疗为主，随着医疗的进步，尤其是影像技术的进步，现在可以较早地发现很多无症状的Ⅳ期患者，这在以前检查中是发现不了的。此外，由于内科治疗的进步，主要是药物治疗、靶向治疗的进步，使患者的生存时间更长，也有助于发现更多Ⅳ期患者。在全身治疗的基础上配合局部治疗，可能会获得更好的效果。因此，对Ⅳ期患者的治疗不像以前那么悲观，通过合理有效的治疗也可以延长他们的生存期，提高他们的生活质量，在给患者带来希望的同时，也为临床医生带来了信心。

关于脑转移的治疗，最近有文献报道，全脑照射和最佳支持治疗在生存方面获益有限，没有达到预期效果，因此考虑全脑照射是不是可以放弃。

　　全脑照射至少有50年历史了，以前出现脑转移首先考虑的就是放射治疗，因为当时没有其他好的治疗方法，如药物治疗存在血脑屏障，而且也没有靶向治疗。从几十年的经验来看，全脑照射确实解决了一部分患者的问题：一是缓解症状；二是延长生存期。

　　脑转移也有不同的分层，如有症状或无症状的脑转移，还有脑转移出现的情况及时间问题，这些因素对治疗的疗效都会有一定的影响。脑转移的治疗在临床上是一个严峻的挑战，即便有好的治疗效果，实际上患者的中位生存期也是很低的，整体效果不太好。在疗效不太好的情况下，一种治疗即使超过另一个，相比起来也很难区别，其中会同时存在很多不可控因素，比如患者异质性。

　　以前临床上更多的是晚期转移患者，诊断时有颅内高压、脑膜刺激征等，或者有神经功能损害，这时才能诊断有脑转移。现在，CT、核磁（尤其是增强型核磁）的应用，可以发现很多无症状的脑转移患者。所以，现在诊断的脑转移患者谱与以前是不一样的，治疗方法的选择不能绝对化，不能根据一个研究就完全肯定或放弃某一治疗措施。因此，全脑照射对部分脑转移患者还是有一定使用价值的，比如可以减轻症状、延长寿命等。

　　脑转移应该被看成是一组病，而不是一种病。对不同病理类型的脑转移，负荷不同、脑转移部位不同，对治疗的反应也会存在差异，因此对治疗的选择也都不一样，还是应该回到精准治疗上。

　　放射治疗对于小细胞肺癌在这40年里没有太大的进步，但是大家一直期待相关研究能在近期内会有一个较大的突破。期待小细胞肺癌的临床基础研究能够取得进步，以便为患者提供更好的治疗方法和治疗手段。

第三节　共生——肺癌多学科综合诊治理念

关于肺癌的多学科综合治疗，中国抗癌协会第六届肺癌专业委员会候任主任委员王俊教授在几年前曾经做过一个精彩的演讲：

"肺癌是目前发病率、死亡率最高的恶性肿瘤，是人类的头号肿瘤杀手。在我们每个人的亲朋好友或者同事中都可能有罹患肺癌的病例，它就像挥之不去的幽灵一样，存在于我们的生活中。我今天尽可能地用比较通俗的方式给大家介绍一下有关肺癌的知识及其防治常识。

什么是肺癌？肺癌是指生长在肺支气管上皮或肺泡上皮的癌症。人类的支气管是管状结构，管腔内被覆着一层上皮，这部分上皮细胞若发生恶变长出了结节就是肺癌。肺癌是一种现代疾病，在 19 世纪初，它还是一种十分罕见的病症。据文献记载，20 世纪初，全世界有明确病理诊断的肺癌患者仅有 200 余人。在当时，一个知名的呼吸疾病专家如果手头拿到了 5 例肺癌病例，就可以周游世界讲学了；而现在我们科的每个大夫每周都至少要治疗 5 例肺癌患者。肺癌现在之所以变多有两大因素，主要是滥用烟草和空气污染。烟草从印第安引入欧洲，最早只是上流社会的消费行为，但随着工业化生产，香烟的制造成本大大降低，老百姓也可以享用到。所以 1920—1930 年，肺癌在欧洲呈反抛物线式上升。中国比西方在这方面差不多晚了半个多世纪，20 世纪 70 年代后，中国的老百姓才慢慢时兴抽烟，到 20 世纪 80 年代，中国的肺癌发病率也开始逐步升高。

肺癌很凶险，究竟能凶险到什么程度？从全球来看，肺癌的发病率在男性恶性肿瘤中排在第一位，在女性中仅次于乳腺癌，排在第二位。但在导致患者死亡的排位上，无论男性还是女性，肺癌都排在了第一。在世界范围内，从 1980 年开始，肺癌超过了所有癌症而成为男性第一死亡原因，死于癌症的男性患者 1/3 是由肺癌引起的，在女性中也占癌症死亡人数的 1/4。

肺癌为什么非常难治？因为转移，在早期甚至就有多部位转移。肺癌转移途径：淋巴管转移；血行转移；种植转移，如癌细胞脱落到胸膜腔，即可导致种植转移。

肺癌最常见的症状是没症状，一旦患者察觉胸闷、胸痛再去看病时，有80%的患者就已经是晚期了。肺部症状多为阵发性干咳，有的还咯血；咯血不是大口大口地吐血，而是痰中带血，这是最常见的。胸痛是肿瘤晚期的表现，我们知道肺脏感觉神经不发达，只有肿瘤侵及胸膜或者长到比较大时才会有胸痛，另外还有乏力等感觉。肺外症状主要有杵状指、趾，骨关节肥大，很多人把它当关节病治。肺癌的副癌综合征，不是肺癌晚期的表现，也不是转移症状，如果肺内肿瘤切除，骨关节肿痛、杵状指等症状一周内就会明显好转，并且寿命也不会受太大影响。

关于肺癌的诊断，一般有两大原因：一是有明显症状，如咳嗽、咯血等，有明显症状的患者80%属于晚期；二是体检发现，体检发现的肺癌大部分都属于早期，患者没有症状。

要想及时发现肺癌的踪迹，就要提高健康体检意识。定期体检，尤其是高危人群的定期体检，对于肺癌的早期发现至关重要。什么是高危人群？40岁以上有吸烟史或者被动吸烟史的，应两年做一次CT，这样可以发现一些早期癌变。得肿瘤不怕，怕的是晚期。就拿肺癌来讲，I期肺癌，尤其是I期非小细胞肺癌，做完手术后80%不影响寿命。但如果是Ⅲ期以后的，做完手术后80%的患者五年内就没了，存活率差距非常大。所以要及早发现，及早处理。还有一些早期的不典型症状也一定要引起警觉。患者干咳一定要注意，中央电视台上周播放了一个干部的英雄事迹，40多岁就不幸去世了，是一个很有前途的领导干部。她咳嗽、干咳，部下也让她看病，她说没事，工作忙。其实不去治疗是不负责任，不值得宣传，我们要正确看待这个问题。到后来咯血了，让她看病时，她说她是唱歌唱的，仍不在乎，最后很快就去世了。所以一定要有常识，有了症状要及时治疗，切勿讳疾忌医。

怎么才能够及时得到诊断呢？肺癌是专科疾病，不是伤风感冒，不是糖尿病、高血压，是个大夫都能看，所以一定要到大型综合或专科医院看。此外要看对科室，肺癌要看胸外科、肺部肿瘤科或呼吸科。还要看对医生，看病前要做做功课，在网上咨询一下。像肺癌这种专业性很强的疾病，不能随便找个中医科主任给你看看或者住院医师看看，要找专科大夫来看，至少也得是副教授，这样至少不会给你误诊。此外，必要的全面检查一定要做，包括一些必要的有创性检查。有些患者怕穿刺，一听说打针就头晕，终究还是思想问题，所以不要逃避。

检查主要包括常规检查，如胸部 X 线正侧位片、胸部 CT 等；核磁共振不是常规方法，对肺的效果不是最好的，只适用于少部分病例。PET-CT 十几年前进入中国，开始宣传得挺好，说是假阳性小于 10%，假阴性小于 5%，结果到 2003 年，大量资料显示 PET 的假阳性很高，在座 70 多岁的老人家拿出 10 个人去做，至少得有 2 个是结核或者慢性炎症等假阳性，说明它对肿瘤、炎症都显像。PET 的最大作用是看身体其他部位有没有转移，它对肿瘤本身的分析并没有太大优势。比如单纯磨玻璃状阴影就去做 PET 检查，不合算；但是 PET 可以查看有没有其他部位的转移。

纤维支气管镜是目前最准确的无创诊断。内科大夫只要明确诊断就行，外科大夫要做手术，要明确切什么地方合适，要看肿瘤侵犯到哪个支气管，哪部分需要切掉，要排除可能存在于气道的小肿瘤。我们有一个病例，肺周围长了一个小肿瘤，结果做纤维支气管镜发现气管腔里还有一个原生小肿瘤。无痛气管镜检查是局部表面麻醉联合静脉麻醉，创伤较小。

电子荧光气管镜敏感性是正常白光气管镜的 6 倍，可以发现一些原位癌。很多患者照胸片、照 CT 都没问题，但通过电子荧光气管镜就可以查出病灶。如果患者是高危人群，痰细胞培养发现了癌，但怎么也查不到，就可以做电子荧光气管镜检查。还有穿刺活体检查，穿刺有争议，不应该作为术前项目，可以作为诊断项目。如果患者要做手术，最好不做穿刺，因为穿刺会带来很多问题，可能会造成气胸、血胸，甚至种植转移等；对于能手术的患者不主张穿刺，如果不手术，只是为了确诊则可以采用穿刺。

那么，得了肺癌如何治疗呢？肺癌的根治主要是手术切除，适合于大部分早期肺癌。目前为止，手术切除是唯一有确切证据证明可以治愈肺癌的手段，其他的治疗都没有证据证明可以把肺癌彻底治愈。化疗等内科治疗适合于大部分晚期患者或者术后辅助治疗；放疗适应于局部晚期或者姑息、辅助疗法；免疫治疗可增强机体免疫力。还有支持治疗、对症治疗等，主要是为了提高患者的生活质量；有时候支持治疗也可以让患者与肿瘤共存更长时间。

还有其他治疗，但选择的时候要记住，早期能手术的要手术。目前国内大医院都知道肺癌该怎么治，因为国际、国内都有关于肺癌治疗的指南，有一定水准的医生都应该了解有关诊疗指南。

肺癌的外科治疗有三个前提要素：第一手术能够完整切除肿瘤，首先要系统检查证实，如果属于肺癌 I 期、II 期或者部分 III 期，单纯从肿瘤的愈后效果讲，适合做手术。第二身体状况和主要器官功能可以耐受手术和麻醉的打击，微创手术也有创伤，创伤本身也是病，所以如果身体很差、心脏功能不好，麻醉一诱导，心脏就不行了；或者肺功能很差，切下一部分肺，就要靠呼吸机，那还不如不做手术。所以要评估患者的身体能否耐受手术和手术的风险。第三患者本人和家属要同意。前两条都符合，但患者、家属不同意，那也不能做。一个患者是否需要手术应自己来衡量，有些患者是早期，身体又比较好，那就可以做手术。有人是早期，身体还很好，就是不想做手术，再过几年要求来做手术，大夫不给做了，因为不满足手术的前提条件。

手术的方法对肺癌来讲主要包括肺叶切除、双叶切除、支气管袖式切除、肺切除加隆突成型术等。传统的方式是开 30 厘米左右长的切口，还有微创切口，10 厘米左右，但是把肋骨牵开得很厉害，术后疼痛明显。还有胸腔镜切口，前两种方法之所以把口切大或拉得很开就是为了让大夫看见操作区域，而胸腔镜是通过镜子将操作区域展示出来，大夫看着高清显示器做手术，相当于把大夫的眼球放在胸腔里，这样看得更清楚，唯一的缺点就是有点贵。采用胸腔镜切除肺叶需要一个小时左右，出血 100 ~ 200 毫升，术后第二天患者就可以下床活动。切除的病变用标本袋装着，跟胸腔隔离了，不会产生种植或者转移。清理淋巴结可以做得非常干净，因为可以把影像放大 6 ~ 20 倍。过去处理一个血管，结扎一道缝一下再剪断，现在 3 秒钟解决全部问题，这就是现代技术带给外科的变化。

肺癌的综合治疗包括先手术后化疗，或者先放疗再化疗再手术。到底如何，要根据医生的判断决定。以下是两个最著名的教授做的报告，III A 期肺癌的患者，如果先做化疗再做手术，生存期为 2 年的概率是 29%，生存期为 5 年的是 17%；如果不做化疗，直接做手术，活 2 年的概率是 5%，活 5 年的概率为零。这说明手术方案的变化可使患者的生存期大大提高，这是具有

里程碑式意义的。现代化疗后手术 3 年存活率是 46%，5 年是 38%；而手术
3 年存活率是 19%，5 年的是 15%。当然个体情况不同，也有不同的方案，
比如患者已经 78 岁了，两个疗程化疗后就不用做手术了，整个人就完了。
所以还是要根据个体情况来制订方案。靶向治疗后来证实确实效果明显，它
是肺癌治疗的巨大进展；此外，最近几年还出现了免疫治疗方式。"

　　2017 年 11 月，在第一届海峡肺癌国际高峰论坛暨第六届肺癌精准诊疗
研讨会期间，陆舜教授就肺癌的靶向联合治疗及肺癌的 MDT（多学科会诊）
等话题接受了媒体的采访。

　　媒体：在肺癌领域，靶向治疗的地位非常重要，EGFR 突变和 ALK 融合
突变的靶向治疗药物已经是三代同堂了。为了进一步加强靶向治疗模式，国
内外的学者进行了很多研究，比如说国内外均对"A + T"的"靶靶联合"
模式进行了尝试。请问您怎么看待这些研究？您觉得在增加靶向治疗疗效上，
我们应该从哪些方面着手进行研究？

　　陆舜教授：在过去差不多十年里，靶向治疗都比较热。为什么靶向治疗
会这么热？它从哪里来？要走到哪里去？靶向治疗的未来在哪里？我仍然想
强调的是，Charles Swanton 的研究我认为是十年来在肺癌领域最重要的研
究。由于这一研究是一项基础研究，很多学者跟临床医生不是非常重视它，
但正是这项研究从真正意义上告诉了我们肺癌是从哪里来的，然后我们才能
思考它未来的走向。该研究探索了肺癌以及肿瘤的所谓"进化"，告诉我们
EGFR 是肿瘤的早期驱动事件，不是晚期驱动事件，它有可能是在主干而不
是在分支上。在主干上驱动基因变化的肿瘤，靶向治疗能取得非常好的效果；
而改变若在分支上，靶向治疗的效果就不太好，如 BRAF、C-MET 等均可以
证明这个理论。我们也可以通过动态 DNA 检测，看到演变过程，看到这棵
树是怎么长的，是怎么从树干长到树枝最后再长到树叶的；治疗策略上是要
砍掉它的树干，还是要砍掉它的树枝，还是要剪掉它的树叶。毫无疑问，砍
掉树干一定是大家比较认可的治疗。那么回到现实问题上，EGFR 是非常强
的主干驱动基因，单药效果非常好，联合治疗就不见得一定是主流方法。

　　"A + T"被美国 FDA 否决，在欧洲则是被批准的。因为"A + T"Ⅲ

度到IV度的毒性是比较高的，但并不意味着"A＋T"就不能用，这个模式值得探索。世界肺癌大会我们报告了呋喹替尼＋吉非替尼的研究结果，前提是组合的毒性要低，联合靶向治疗的问题是怎么避免毒性，两个安全的药放在一起有时候就不安全了。当有安全性问题时，治疗无法持续。因此到现在为止，EGFR突变治疗主流仍然是单药，并不是联合，ALK也是在研究单药。美国FDA只批准了BRAF突变使用达拉菲尼组合曲美替尼，是因为单药V600E的治疗效果不好，联合可以取得60%以上的缓解率。接受靶向治疗条件是什么？要求有效率超过50%，PFS大于6个月，为什么这么定义？因为化疗有效率也能达到40%左右，PFS也可达到6个月，靶向治疗一定得比化疗效果好才行。目前联合靶向治疗仍不是靶向治疗的主流，当年为了克服T790M而选择阿法替尼联合西妥昔单抗，是可以抑制T790M的，但是毒性是不可耐受的，最终联合的模式就昙花一现。我们见到过几例患者，脸上皮疹非常严重。回到Charles Swanton的理论，树干上的东西单药就够了，只要有比较明确的生物标志物，但是若不清楚树枝上的东西就有可能需要联合了。不过这并不意味着联合治疗是趋势，在明确毒性增加、缓解率提高有限、生存没有明显延长的情况下，单药就够了，不要过多联合治疗，这也是我们一代用单药，耐药后还是用单药而不是联合用药的原因。联合治疗往往只增加PFS而不增加OS，却增加了毒性，只是单纯延长了前面的PFS，对患者有意义吗？患者永远关心的是活得长、活得好；当达不到这两个要求时，单纯研究如何使PFS延长，我不太喜欢这个策略。

媒体：近年来，MDT的概念越来越深入人心，国内有关MDT的讨论瓶颈在哪里？如何克服这些瓶颈？

陆舜教授：在全国范围内，最大的瓶颈恐怕还是利益问题。内科医生、外科医生各自有各自的利益，怎么打破利益是首先应该考虑的，应该以患者的利益为最高利益。多学科讨论只有在打破利益的基础上才能谈科学。以患者的利益为最高利益是多学科讨论的前提，在这个前提下，才能谈科学和医学。打破利益需要一群志同道合的人，他们一定是以患者的利益为最高利益。参加多学科讨论时你要意识到这个，否则就是虚假的伪学科。

此外，讨论时要有一本字典，以便在产生分歧时查找怎么解决分歧。因为不能确定的东西才需要讨论，那么怎么解决不确定的东西？以什么方式来解决？20世纪90年代，我在国外培训时就参加人家的MDT，他们的多学科是比较早的多学科，给我的启示很大。当他们产生分歧时，都是在循证医学的基础上进行讨论。循证医学的证据是需要大家解读文献的，我为什么这么做？有哪些文献支持我？我们目前MDT不够深入就是因为没有进行讨论，也不太具有教学意义。

一个好的MDT团队不但要解决临床实际问题，同时还要对年轻医生有很好的教学。在我国，这样的团队目前还不多，还需要我们继续努力。文献的解读很重要，不管是年轻的还是年老的医生，多读书、多看文献才能在MDT上有话语权。MDT是一个很现实的场合，在讨论中需要把你读过的书体现出来。目前我们的MDT可能更多的是流于形式，而科学性阐述讨论的内涵不够，需要不断提高。不过MDT是一个契机，大家可以共同提高自己的内涵和争辩能力，从而最终提高肺癌诊治水平，把团队、科室和医院提高到一个新的高度。什么样的MDT才会对老中新三代都有用，还需要大家一起认真地想一想。

"治疗肺癌靠的不是孤军奋战，而是团队力量。"吴一龙教授近日在接受健康界人士访谈时，几次提到这句话。

团队二字的背后，不只是吴一龙所领导的广东省肺癌研究所，还包括汇聚了全国31家成员单位的中国胸部肿瘤研究协作组以及诸多学术组织；而且，该团队还怀揣一个共同目标：让患者最终获益。

每周三下午，广东省人民医院伟伦楼14楼都会"雷打不动"地开展肺癌治疗MDT，自2003年开始，已经成了广东省人民医院的一大特色。作为美国临床肿瘤协会在全球发起的MDT核心团队之一，吴一龙是这一团队的塑造者。

吴一龙教授说，MDT要求病例准备者做足功课，现场每位专家在给出意见和建议前也必须经过充分思考，而且所有发言都会被记录。结合一定时间内患者反馈的治疗效果，再来核对当时的分析，无形之中会给每位出席的专家带来压力。"这样做的目的，完全是为患者考虑。"吴教授最后强调。

吴一龙指出，信息反馈是 MDT 的关键所在。真正的 MDT 格外注重临床效果，据全球数据统计，MDT 可以改善 20% 的临床疗效。该院肿瘤中心肺三科主任、中国临床肿瘤学会副秘书长周清说："MDT 其实已经贯穿在广东省人民医院肺癌治疗的日常工作之中，门诊、住院，甚至查房都会涉及 MDT。因此，当下讨论的几个病例并不能代表全部。"

至于哪些病例能够入选 MDT 讨论，吴一龙认为，超出诊疗规范或预估的病例都可以入选，但前提是，讨论前主治医生应该按照规范要求对患者进行初步诊疗。有了这项要求，广东省肺癌研究所的规范化治疗比例排在了全国首位，在所接收的肺癌患者中，有一半以上来自省外甚至国外。

与多数医院不同的是，广东省人民医院肺癌 MDT 主持人均由年轻人担当，并实行轮值制度，每人负责一个月。广东省肺癌研究所副所长、外科副主任钟文昭认为，这种方式对个人来讲，是一个很好的学习过程和能力提升过程，而现场的记录和归纳总结还能为以后留下一本价值较高的 MDT 回忆录，以供参考之用。

另据了解，在每次 MDT 结束之后，吴一龙教授还会带领肺癌研究所团队进行全英文查房。之所以采取这种方式，"是为了最大限度地减轻患者的心理负担"，钟文昭说。其实，不管是 MDT 还是全英文查房，自广东省肺癌研究所成立之日就已经开始实施。

肺癌作为中国年发病率和死亡率最高的癌症，其治疗显然需要团队作战，并且只有把握前沿，才能不断给患者带来新希望。本着这个目标，在广东省委、省政府和省卫生厅的大力支持下，汇集了多个临床与研究科室的广东省肺癌研究所于 2003 年成立，由吴一龙担任首任所长。

从此，吴一龙教授便带领广东省肺癌研究所走出了一条集肺癌多学科综合治疗于一体的独特发展之路，开启了国内"肺癌单病种多学科精准管理诊疗"模式，组建了国内第一个真正意义上的单病种 MDT 团队，成员包括来自内科、外科、放射科、介入科以及基础研究等多个肿瘤相关科室的医护人员。

现任广东省肿瘤治疗中心肺二科主任的杨学宁，是吴一龙最早的学生。他外科专业出身，擅长肺癌、胸膜和纵隔肿瘤等胸部肿瘤的诊治，尤其专注于以外科为主的肺癌多学科综合治疗和早期肺癌诊断。

　　杨衿记同样是吴一龙的学生，也是外科出身，曾在欧洲专门学习放疗，又在美国学过肿瘤的早期药物临床试验，目前作为肿瘤治疗中心的主任，虽然从事内科工作，但对肺癌的几大基本临床治疗手段（手术、放疗、药物治疗）均非常熟悉，尤其在肺癌的靶向治疗上，擅长 EGFR 基因突变合和其他类型基因变异患者的治疗。

　　经过多年的培养和训练，杨衿记认为肺癌患者很适合也应该接受个体化治疗，而 MDT 是最好的选择，不但会让患者受益，还利于团队的人才培养。"但这种培养不是传统工作作坊式的培养，我们有规范的研究生教育体系和制度，涉及内科、外科和放疗三大专业方向，还有层次分明的人才培养梯队。"据杨衿记介绍，除了惠及本单位外，广东省肺癌研究所还为国内其他单位培养和输送了单病种多学科团队人才，甚至影响到了中国整个肺癌临床诊疗和研究的发展。

　　与临床不同，除了参与 MDT 和查房，肺癌研究所现任所长张绪超的精力主要放在了寻找药物作用新靶点和作用机制研究上，以多种分子分型技术、生物芯片、生物材料库建设等主要技术手段，着重进行肺癌的分子预警、预测、预防的临床应用研究，兼顾指导临床试验。

　　为了更好地为患者提供先进的肺癌基因分型技术服务，张绪超带领实验室不断研发并建立肺癌分子靶向治疗的预测标志物分析技术，包括 EGFR 突变、ALK 融合、ROS1 融合、MET 变异、KRAS 突变检测方法等。

　　除了基础研究外，广东省肺癌研究所团队还在吴一龙带领下，围绕靶向治疗开展系列临床转化研究，并已取得多项重要科技创新成果：建立了我国肺癌的分子分型，在七成肺腺癌患者中找到了最常见的驱动基因——EGFR突变型和 ALK 融合型基因，牵头描绘了中国人肺癌驱动基因图谱等。

　　值得一提的是，广东省肺癌研究所团队现在已找到 10 多个可能作为药物治疗的基因突变靶点，覆盖了 85% 以上的肺腺癌驱动基因，并且针对54% 的驱动基因，已经找到相应抑制药物，从而为肺癌的精准靶向治疗奠定了基础。如发现时空异质性的 EGFR 靶向耐药新机制，并不断优化"个体化"和"精准化"靶向治疗方案，最终使晚期肺癌患者的中位生存期由 10 个月提高到了 39 个月。

　　基于这些突破和对全世界肺癌关于 EGFR、ALK 等分子靶向精准方案建立的贡献，2015 年，吴一龙作为代表，荣获了国际肺癌研究学会（IASLC）最高奖"Paul Bunn 科学奖"，一举成为世界肺癌研究学会有史以来首位荣膺此奖的中国肺癌学者；而在 2017 年 8 月，广东省肺癌研究所也获得了"全国卫生计生系统先进集体"荣誉称号。

第四节 迎着朝阳奔跑

2018 年 1 月 8 日，吴一龙教授的团队所开展的"肺癌分子靶向精准治疗模式的建立与推广应用"，荣获 2017 年度国家科技进步二等奖，吴一龙教授作为第一完成人，受到了习近平主席和李克强总理的接见。

吴一龙教授率领广东省肺癌研究所团队，与香港中文大学、吉林省肿瘤医院及中国人民解放军东部战区总医院等单位合作，历经 17 年努力探索、持续创新，从肺癌分子分型入手，开展了以个体化靶向治疗改善疗效的转化性临床研究，成功建立了分子分型结合靶向精准治疗的方案和新标准，显著延长了晚期肺癌患者的生存期，大幅减少了靶向药物的滥用，明显减轻了患者家庭和社会的经济负担。研究成果成为国内外临床指南和标准的主要依据，标志着我国的肺癌研究已跻身国际先进行列，极大地推动了我国肺癌学科的发展。

讲到吴一龙教授的团队，就不能不提"CTONG"。

正如广东省肺癌研究所的成立是肺癌形势所需，CTONG（中国胸部肿瘤研究协作组）的成立也并非偶然。"肿瘤治疗越发个体化，就越发要求一体化。"吴一龙教授的学生、肿瘤研究所肿瘤治疗中心主任杨衿记如是说。

"这种一体化，不只是国内肺癌同道的一体化，还要与世界一体化。"吴一龙说。所以在参加 2006 年第 42 届美国临床肿瘤年会 ASCO 期间，他和陆舜、张力、周彩存四位活跃在中国肺癌领域的医学专家，便萌生了成立中国临床研究组织的想法。他们的初衷其实很简单——要让世界认识我们，并以此为契机，与世界接轨。

2007 年，这四位志同道合的医学专家在第十届全国肺癌学术会议上牵头成立了 CTONG，秉承"平等、共享、创新、包容、实干"的理念，启动伊始便有 11 家单位自发联合成为成员。会议决定由广东省肺癌研究所的周清担任秘书长，具体协调联络各成员单位。

5 年后，恰逢广东省非政府组织改革，规定"自 2012 年 7 月 1 日起，除了特别规定和特殊领域，在广东省内成立社会组织，不用再找业务主管部门，可直接向民政部门申请登记；并且今后广东省各级政府均可购买社会组织的服务。"

得益于广东省的这项"小"改革，CTONG 顺利成立了法人机构，迈出了发展历程中的一大步，并在坚守研究者身份的同时，打破了这一身份所带来的桎梏和局限性，使得更多的临床试验和企业合作接踵而至。在周清看来，这无形中扩大了协作团队，成员范围更加广泛，不止包括来自国内外的申办者、研究者、监管者，甚至还有众多的患者。

但即使如此庞大，团队配合依旧默契。

聚焦肺癌靶向治疗和精准治疗，围绕肺癌生物标志物如表皮生长因子 EGFR，他们展开了对非小细胞肺癌和小细胞肺癌患者临床治疗方法的研究，并和多家大型跨国企业合作完成了众多临床试验……凭借这些突出的研究成果，如今的 CTONG 已蜚声国际，在国内更是如日中天。

有数据显示，近 10 年来，CTONG 成功开展的临床试验已超过 54 项，入组受试者近万人，从而为胸部肿瘤临床实践提供了多项高级别的循证医学证据。其中由吴一龙教授参与引领的 IPASS 研究所取得的成果，更是震动了世界肺癌研究学界，极大地促进了我国胸部肿瘤医疗科研活动的规范化、现代化和国际化。

怀揣肺癌精准治疗和靶向治疗的梦想，吴一龙对新事物的出现和发展极其敏感，也极其执着，有两个例子足以说明这一点。一个是关于 EGFR 基因突变的检测。2004 年，《新英格兰医学杂志》发表文章首次报告相关研究，吴一龙便让肺癌研究所立即跟进，结果很快便占领了该研究的制高点。另一个是关于肺癌的分子分型。2007 年，一篇有关肺癌分子亚型的文章刚一发表，吴一龙便同样让肺癌研究所快速跟进。后来在一位转院至肺癌研究所的肺癌患者身上，他们采用自主研发的技术判断为 ALK 基因变异型肺癌，与其他医院根据单一传统技术得到的诊断结果明显不同。即便如此，吴一龙顶着质疑和压力，毅然坚持推荐患者服用某种靶向药。后来的事实证明，患者的肺癌分子分型确如肺癌研究所检测报告所述，而这一及时的治疗堪称靶向治疗的典范。

吴一龙教授的这种远见在临床和研究中处处都有体现，而一个团队恰恰需要由高屋建瓴的智者来领导。在这方面，广东省人民医院肺癌团队很幸运。

尽管肺癌还在不断演变，但吴一龙的团队和肺癌的交锋永无止境。本着"让患者获益"的最终目标，吴一龙肺癌团队赢得了患者的信任，许多前来肺癌研究所寻求帮助的患者都是抱着最后一丝希望，将这里当成了最后一道"救命符"。

"许多患者愿意参与我们的临床试验，甚至是主动提出的。在某种程度上，临床试验是给一些'走投无路'的患者所提供的最后一次机会。"吴一龙教授说。

的确如此，从医学和经济学角度考虑，参与临床试验并不像大家所想象的是去当"小白鼠"，有时可能是目前最适合患者病情的治疗手段；并且在一些昂贵药物和特殊检查的获取上，对已经被癌症赋予了悲情色彩的家庭来说，无疑是最大的帮助。

目前国内免疫治疗药物还没有上市，很多患者是通过进入临床试验获得免疫治疗药物的。杨衿记称，广东省肺癌研究所正在做临床试验的免疫药物不少，Ⅰ期、Ⅱ期、Ⅲ期都有。目前第一个免疫治疗Ⅲ期临床试验已经接近尾声，免疫治疗药物在不久的将来有望在中国上市。

肿瘤治疗中心肺一科护士长雷丽婵平时接触的患者较多，她说现在信息获取相当便利，许多患者来到肺癌研究所后，都指名道姓地要参加哪个试验。"吴教授团队在患者中口碑非常好，许多人都是从外省慕名而来。这种信任不仅来自于吴教授团队所做研究的创新性和前沿性，还来自于他们的速度。"已经在广东省人民医院工作了 20 多年的雷丽婵这样评价。

速度需要有基础支撑，广东省肺癌研究所从 1997 年就建立了生物标本库，至今样本存储量已有几十万份。这意味着一旦发现创新点，肺癌研究所就可以很快付诸研究，并进一步做临床转化。只凭这一点，广东省肺癌研究所的优势就已经无与伦比。

吴一龙教授的目标显然不止于此，他想将广东省肺癌研究所的优势带到全国，让肺癌单病种多学科团队理念在全国生根、发芽、开花、结果，让更多肺癌患者可以从精准治疗中获益。而现在，吴一龙和他的肺癌团队显然已经迈出了一大步。我们期待着这些未来的"领潮儿"，能够在肺癌的研究和治疗上继续引领世界。

在谈到未来的临床试验时，吴一龙教授有些无奈："现在好多人不太喜欢做这种多学科交叉的临床研究，因为花费的时间相对较长，平均要 9 ~ 10 年才能完成一项试验。在研究过程中，我们所面临的困境主要有以下几点：第一，需要不断地保持研究者的热情。每个人的精力和耐心都是有限的，在短时间内保持旺盛的精力是可能的，难的是如何长久地保证研究者的热情。因此我们要克服困难，最大限度地保证研究者的兴趣。第二，需要保证较高的随访率。因为研究时间较长，随访的难度相对较大。相比于以往的研究，患者的生存期更长，如何保证较高的随访率和随访质量是我们面临的第二个挑战。第三，患者的依从性问题。很多患者在到了一定时间之后，出于自身考虑，不想让别人知道他们是肿瘤患者，他们的依从性相比以前会有所降低。他们与医生的沟通会减少甚至中断。第四，外科手术的同质性。这主要体现于在我们研究的整个过程中，如何保证外科手术的质量是同质的。不同的外科医生手术的风格可能会有所不同，产生的结果也会有所差异，这也是极具挑战性的一个问题。不过这几年我们勇于接受挑战，终于交出了满意的答卷。"

在被问及如何评价自己的团队时，吴一龙教授不无感慨地回答："其实最让我感动的是有这么一群一如既往热衷于做这些研究的同事相伴，正是由于他们的辛勤工作，才使得试验能够取得成功。如果没有他们的共同参与，这项工作不可能圆满完成。同时我还要特别感谢其中几家工作做得非常好的团队，像上海中山医院王群教授团队、浙江省肿瘤医院的毛伟敏教授团队等。正是有了这些非常出色的研究者参与，才保证了我们研究的成功。总之，参与研究的 27 家单位都非常出色，非常感谢他们的参与。

作为一名医生，我们不应该只满足于我们日常的工作，我们一定要敢于挑战未来。挑战未来是为了能够给患者提供更好的医疗照护，这也是让我们在医学的道路上继续前行的唯一动力。我相信这二十几家中心经过这样一个研究之后，他们也必定有所体会，并会进一步形成共识。'不忘初心、砥砺前行'，这是我对他们的期望。对于患者来说，也非常感谢他们的参与，我也希望有更多的患者能够摒弃'参与临床试验是去做小白鼠'这样一种错误想法，更多地参与到临床试验中，而现在的临床试验也确实会给患者带来更多的临床获益。"

在当今的中国肺癌领域，另有一位代表性人物我们无法绕开，因为他数十年如一日，始终奋斗在与肺癌抗争的战场上。和这个发病率居首的"众癌之王"交锋，他每天必须直面对决死亡，却始终不忘初心，将"不辜负生命、不辜负己任"铭记在心头，身体力行，带领中国肺癌队伍"团结合作、继承创新"，取得了国际肺癌研究领域一个又一个斐然成绩。

他就是中国抗癌协会肺癌专业委员会现任主任委员、上海市胸科医院肿瘤科主任、临床肿瘤学博士、主任医师、教授、博士生导师、科技部重点专项首席专家、国务院特殊津贴获得者、上海市优秀学术带头人、上海市领军人才、被誉为上海市"医苑新星"的陆舜教授。

"人生如盛筵，名与利皆为配菜。带着'好医生'的称号退场，才不枉此生。"这就是陆舜教授的"初心"，从医 30 多年来从未改变。作为肿瘤科临床医生，他秉承"医为仁术，厚德方可为之"的古训，性格直爽、不喜虚言，面对那些挣扎在死亡边缘的晚期肺癌患者，竭尽全力，不负生命，不负己任。

他对待患者尤其是病情复杂的患者，尤为全面细致，患者的病情必了然于心。在无数次关于肺癌患者的多学科讨论中，陆舜教授对于自己的患者病情都能够脱口而出，细致到一项血常规或血糖检验报告的结果都分毫不差。

2006 年 4 月，陆舜教授从他的恩师——我国著名肺癌专家、全国肺癌专题研究委员会副主任委员廖美琳教授手中，接过了上海市胸部肿瘤学科带头人的重任。所以每当谈到上海市胸科医院肿瘤科的发展史，陆舜教授总会一脸的自豪。

作为内外科兼具的肿瘤专家，陆舜教授对于内科和外科的见解都异常深刻。他认为肿瘤外科的发展重点在于"一大一小"："大"是指器官移植（肺移植）、人工器官的替换，"小"则为微创手术，而肿瘤科在这两方面都极具人才优势。在内科方面，陆舜教授强调转化医学在肿瘤内科的治疗应用，要不断推动临床免疫学靶标的建立，促进精准医疗的落实；要不断探索以基因医学、临床肿瘤免疫学为基础的个体化医疗，争取最大把握地治疗患者。

谈到肿瘤科在外科方面的人才优势，陆舜教授语重心长地说："年轻医生首先要有'医德'，要有一颗医者的仁心，愿意奉献，愿意全身心投入医学事业；其次，要有'仁术'，这就要求管理者、导师要为年轻人提供良好的学习环境，制定系统的培养计划，指引明确的研究方向。只有目标确定了，年轻人再不断学习、进步，才能有所得，才能培养出引领未来发展的优秀人才。"

2007年，曾有一位远在无锡的患者慕名而来，经陆舜教授诊断，最后被确诊为肺癌晚期，其骨头里、大脑内都有转移灶。这位患者当时才40多岁，还有一个未上小学的女儿，患者及其家属一度放弃了求生的希望。陆舜教授得知后，一方面积极地对患者开展心理疏导，在专业上为其讲解肺癌诊治常识；另一方面抓紧一切时间细化临床诊断，为患者进行了当时非常前沿的分子病理学全面检测，用精准医疗的方法，让他得到了最合适的治疗。随着癌细胞的有效控制，患者的信心逐渐建立起来，也越来越信任陆教授，最终这位晚期肺癌患者存活了将近10年，不仅看到自己的女儿上了小学，还看到她上了中学。

肺癌现在是中国发病率和死亡率最高的恶性肿瘤，中国有着世界上最多的肺癌患者。从事肺癌研究的陆舜教授一直感到重任在肩，他曾经说："中西方人种和环境大为不同，部分西方国家的研究成果和临床经验并不一定完全适合亚洲人群。在国际肺癌研究领域，中国人要有话语权。"

数十年来，在异常繁忙的临床工作之余，陆舜教授孜孜不倦地探索着肺癌诊治的未知领域，一次又一次地在国际场合发出了"中国声音"。正是有众多像陆舜教授一样的探路者，世界肺癌领域才有了更多中国人的身姿。

2016年6月，在第52届美国临床肿瘤学会（ASCO）年会上，陆舜教授在接受美国《纽约时报》记者采访时曾风趣地说："纵观中国肺癌领域的发展，依我看应分为三个阶段，即1999—2009年、2009—2019年以及2019年以后。在这期间，中国的肺癌研究从'赶潮儿'变身为'弄潮儿'，相信在不久的将来，我们会变成世界肺癌研究的'领潮儿'！"

这句话绝非戏言，而是言简意赅的总结和客观冷静的预测。

1998年，国家食品药品监督管理局成立。在此之前，中国没有药监局，没有 GCP（药物临床试验质量管理规范）原则，临床试验不符合国际规范。药监局的成立使中国终于有了真正的药物临床试验质量管理规范指导原则。但是那时，绝大多数的临床研究都由国外学者设计方案，我们还没有独立设计临床试验的思路，还没有话语权，只能跟在先进国家的后面亦步亦趋地学习。

2009 年，振奋人心的 IPASS 研究发表，使得中国肺癌学者的名字第一次登上了权威的《新英格兰医学期刊》。这是我国基于自身所参与主导的第一个大型国际临床试验研究，具有里程碑式的意义。放眼 2009—2019 年这十年，我们成了肺癌领域的"弄潮儿"。中国学者参与了很多国际重要研究方案的讨论，有的甚至开始担任主要研究者。到如今，中国肺癌领域的探索和研究正在大踏步向前迈进。

"到了 2019 年以后，我们会成为世界肺癌领域的'领潮儿'。"陆舜教授再次坚定地说："在 2019—2029 年，凭借中国科研能力的突飞猛进和在肺癌病例资源上的优势，我们必将改变世界肺癌历史。"

回首一路的探索，我们发现，中国肺癌的临床实验和研究正走在一条非常正确、非常光明的道路上。2017 年 12 月，陆舜教授针对媒体的一段访谈，很能体现他的人生担当和对抗击肺癌的执着。

媒体：陆教授您好，感谢您接受我们的专访。您 1988 年从上海医科大学毕业至今已经在肺癌领域工作了近 30 年，能和我们的读者谈谈您是如何进入这个领域并数十年如一日始终保持激情的吗？

陆舜教授：最初我被分配到上海市胸科医院，师从中国肺癌治疗领域的先驱廖美琳教授，当时上海市胸科医院的肺癌研究治疗在廖教授的带领下已经达到了国内的高峰水平。而过去的 10 年是肺癌最激动人心的 10 年，因为在这 10 年里，我们的治疗技术从组织学分型迈向了基因分型，新的肺癌治疗手段层出不穷，靶向治疗更给肺癌领域带来了革命性的变化。30 年前，我接触的大多数肺癌患者存活期只有几个月，再到现在一些特型肺癌患者的中位生存已接近 5 年。肺癌的治疗水平近年来突飞猛进，在这一领域工作也使我始终保持着极大的兴奋感，可以说从事肺癌的治疗与研究是一件非常幸运的事情。

媒体：您从 2007 年起参与承担非小细胞肺癌的国家课题，近几年非小细胞肺癌的诊疗发展迅速，您能以专业的视角在分子检测、免疫组化、靶向药物开发等角度谈谈非小细胞肺癌的诊疗发展和您的研究成果吗？谢谢！

陆舜教授：在过去的十年里，我们先后参与承担了不少"863"和"973"重点项目，并建立了很多国际合作，在 2016 年成功申请承担了科技部重大慢性非传染性疾病防控研究重点专项——"基于组学特征的肺癌免疫治疗疗效预测指标的构建和验证"。随着这些年同道们共同的努力，中国的肺癌研究已经在国际肺癌领域有了一席之地，并在靶向治疗等很多方面居于国际领先水平。

随着我们越来越多地同步参与国际新药的多中心临床试验，并在参与的时候做了独特的临床注册，相信在明年上半年，中国的肺癌患者就可以用到一些基于免疫检查点的治疗药物，这是十分令人振奋和鼓舞的。我们在对这些药物做注册的同时，也希望进行相应的生物标志物的筛查。因为这些药物在四个人或者五个人中只有一人是非常有效的，并且这个药物价格本身比较昂贵，这也体现了生物标志物的筛查在这个领域的重要程度，否则我们会付出很大代价。所以只有当我们通过靶标筛选真正找到合适的人群时，才能使患者群体真正获益。

媒体：作为新一任中国抗癌协会肺癌专业委员会的主任委员，您接下来有哪些重点工作？

陆舜教授：这个协会的历史现在很多年轻人不知道了，搞肺癌要讲不忘初心，首先要把中国肺癌专业委员会的历史写好，要把前面那段历史补上。我们这个委员会是什么时候成立的？参加的都有哪些教授？在早期都做了哪些工作？用口述历史的方法再加一些照片物证，记叙中国抗击肺癌的历程，做一些影像资料的录入，是我们眼下应该完成的任务。美国的很多协会都有历史的记录与传承，在我四年的任期里，要把中国肺癌专业委员会的历史完完整整地写出来，并以照片的形式记录一些东西。这些不是科学，而是人文，但我只是想告诉年轻医生我们的历史，让他们了解哪些人做了哪些事？这也是对前辈的尊重。

第二件事情是中国肺癌学界不能游离在国际肺癌学界之外，要走国际化道路。在吴一龙教授带领下，大家能感受到中国的肺癌工作者在世界肺癌领域所做的贡献，我们要持续加强这个工作，推动更年轻一辈的人走向国际化。因为只有国际的才是民族的，只有民族的才是真正国际的；要给年轻人搭建舞台，让中国的肺癌工作者能够在国际上展示自己。我们希望明年亚太肺癌年会和肺癌专业委员会的年会安排在一起，目的是为了让更多的中国肺癌工作者了解国际、了解亚太。我们一直在争取一届世界肺癌大会在中国举办，但因签证问题有点难以实现；因此我们想争取世界肺癌大会在亚洲举办，比如在新加坡联合举办世界肺癌大会和中国抗癌协会肺癌专业委员会年会，以便让更多的中国肺癌学者能够有机会在国际舞台上展示自己。当然，更重要的还是推动中国的肺癌临床试验能够更多地加入国际多中心研究，因为只有在国际的舞台上不断展示自己，中国的肺癌研究才会达到一个比较高的水平。

第三件事情是年轻化。在我们以往的工作中，对青委会的工作不够重视，启动肺癌专业委员会青委会改选，让更多年轻的肺癌工作者有机会来这个协会的舞台做点事情，目的是为了使协会更加富有朝气。这些是我的初步想法，还有很多工作要做，其目的是为了让中国的肺癌团队，不管是整体组织架构还是研究水平，都能上升到一个新的台阶。

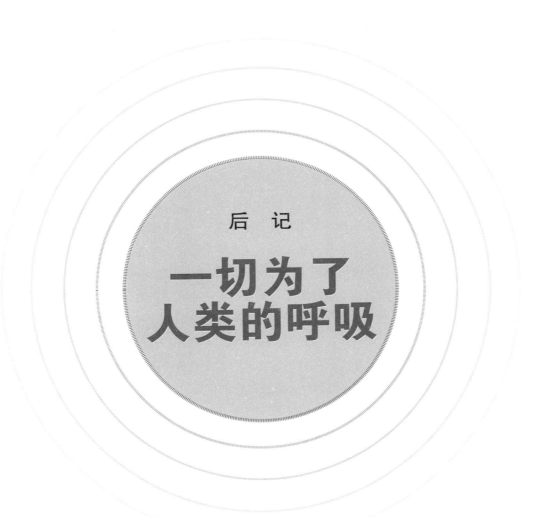

后　记

一切为了
人类的呼吸

2020 年注定会被写入历史。中华民族正在展开全民抗击新冠肺炎的伟大行动。此刻，本书即将完稿付梓。

"忘记过去即意味着背叛"，只有牢记历史，才能开创未来。我们必须时刻谨记，我们今天是站在无数前辈的肩头上，中国肺癌学界之所以取得今天的成就是一代代肺癌学者共同努力的结果。我们不应该忘记当年张明和教授为了中国抗癌协会肺癌专业委员会的成立而四处奔走，殚精竭虑；不应该忘记在肺癌专业委员会成立之前，那些为中国肺癌事业的发展付出毕生心血和做出开拓性工作的所有前辈，包括谢志光、张纪正、吴英恺、黄家驷、徐昌文、吴善芳、何申、黄偶麟、顾恺时、黄国俊、李厚文、李冰、何尧箕、赵志文、马富锦、辛定一、赖百塘等；当然也不应该忘记许许多多依然健在的老一代肺癌专家，如廖美琳、孙燕、张熙曾、汪惠等。正是由于他们的艰苦努力，才奠定了我们今天肺癌研究事业腾飞的基础，才铸就了我们今日的辉煌。

他们是"团结合作、继承创新"精神的开创者和践行者，他们为我们树立了一个个标杆和一座座丰碑，使我们拥有了奋斗的方向和人生的目标。他们既是我们事业上的导师，也是我们生活中的引路人；他们既教会了我们做人，也教会了我们做事。只要我们追寻他们的足迹勇往直前，就没有什么艰难险阻能够阻挡我们，也没有什么事业巅峰不可登攀。

他们留给我们的宝贵遗产绝非只有这些，我们在纪念他们的同时，也会将他们的精神传承下去，薪火相传，生生不息。这不仅仅是我们中国肺癌学界独有的信仰，同时也是整个人类赖以繁衍生息的精神基础。中国抗癌协会肺癌专业委员会为中国、为世界贡献自己的力量，我们责无旁贷。

我们记住他们并非只是因为他们曾为中国的肺癌事业做出过巨大贡献，而是他们早已化成了我们的一部分，并与我们一道铸就了中国抗癌协会肺癌专业委员会这一整体。我们今天的成就也有他们的贡献，他们的精神也已融入我们今天的精神。这种你中有我、我中有你的现状令人快慰，我们为能与他们共同组成一个共同体而倍感自豪。我们怀念老一辈的目的是为了做好我们今天的事情。吴一龙教授曾经说："作为一名医生，我们不应该只满足于日常的工作，而是一定要敢于挑战未来。挑战未来是为了能够给患者提供更好的医疗照护，这也是让我们在医学道路上继续前行的唯一动力。"可以这么说，我们现在所做的一切，其出发点只有一个，那便是为了人类更好、更自由地呼吸。在医疗技术飞速发展、人类社会深刻变革的当今，怎样才能"给患者提供更好的医疗照护"，如何保持"团结合作、继承创新"的中国肺癌精神，俨然成为摆在我们面前的重大课题。

要承认，我们今天所面临的种种挑战，要比张明和主任委员及肺癌专业委员会成立之前复杂得多、严苛得多，除了肺癌的发病率、致死率节节攀升外，随着市场经济的不断发展，我们所面对的社会环境也出现了前所未有的变革。我们无法墨守成规，更没资格各行其是，只能沿着前人开辟的道路团结奋进、砥砺前行；任何故步自封和沾沾自喜都会导致功亏一篑。

眼下，我们要继续推动中国与国际肺癌研究的对接，推动肺癌专业委员会国际化，继续做好国际上肺癌临床合作试验，以便在国际上更加响亮地发出中国声音；要进一步推动中国肺癌的规范化治疗，推动肺癌诊治指南与规范的落实；要着力培养中国肺癌的新生力量，启动青年委员会的改选工作，并期待年轻有为的下一代能够早日接过接力棒，把中国的肺癌研究事业推向新高度，从而给中国的肺癌患者带来最大的益处。

继承是为了创新，创新是最好的继承。人类在进步，人类的人文、科技发展一日千里，突飞猛进。我们没有任何理由躺在前人的功劳簿上睡大觉，只有像他们那样继续"团结合作、继承创新"，才能圆满完成历史赋予我们的使命，也才能进一步做出新的、更大的成绩。

纵观人类的发展，随着分工的不断深入，人类社会必将越来越多元。面对未来更为纷扰的环境，我们有义务将手中的接力棒传递给年轻一代，这既是对他们负责，也是对祖国的肺癌研究事业负责，同时也是我们编撰此书的初衷之一。

由于我们水平有限，书中定有不少谬误。我们热忱欢迎诸位老师、同仁及广大读者能够不吝赐教，我们在此深表感谢。同时也感谢为了出版此书而付出大量心血的"心路医路"全体工作人员以及为此书出版付出过辛勤汗水的所有人士。

谢谢大家！